2020年

国家医疗服务与质量安全报告
——神经系统疾病分册

国家神经系统疾病医疗质量控制中心 编

人民卫生出版社
·北京·

版权所有，侵权必究！

图书在版编目（CIP）数据

2020年国家医疗服务与质量安全报告. 神经系统疾病分册/国家神经系统疾病医疗质量控制中心编写. —北京：人民卫生出版社，2021.12

ISBN 978-7-117-32512-7

Ⅰ. ①2… Ⅱ. ①国… Ⅲ. ①医疗卫生服务－质量管理－安全管理－研究报告－中国－2020②神经系统疾病－诊疗－医疗质量管理－研究报告－中国－2020　Ⅳ. ①R197.1②R741

中国版本图书馆 CIP 数据核字（2021）第 242541 号

人卫智网　www.ipmph.com　　医学教育、学术、考试、健康，购书智慧智能综合服务平台
人卫官网　www.pmph.com　　人卫官方资讯发布平台

2020 年国家医疗服务与质量安全报告　神经系统疾病分册
2020 Nian Guojia Yiliao Fuwu yu Zhiliang Anquan Baogao
Shenjing Xitong Jibing Fence

编　　写：	国家神经系统疾病医疗质量控制中心
出版发行：	人民卫生出版社（中继线 010-59780011）
地　　址：	北京市朝阳区潘家园南里 19 号
邮　　编：	100021
E - mail：	pmph @ pmph.com
购书热线：	010-59787592　010-59787584　010-65264830
印　　刷：	廊坊一二〇六印刷厂
经　　销：	新华书店
开　　本：	710×1000　1/16　　印张：10
字　　数：	158 千字
版　　次：	2021 年 12 月第 1 版
印　　次：	2021 年 12 月第 1 次印刷
标准书号：	ISBN 978-7-117-32512-7
定　　价：	99.00 元

打击盗版举报电话：010-59787491　E-mail：WQ @ pmph.com
质量问题联系电话：010-59787234　E-mail：zhiliang @ pmph.com

编写工作组名单

指导顾问 郭燕红 马旭东 高嗣法

主　编 王拥军

编　委（按姓氏笔画排序）

丁　里　于荣国　于湘友　马建华　王　宁　王　君　王　昊
王　柠　王　硕　王小姗　王玉平　王振海　王彩云　牛国忠
牛朝诗　毛　颖　尹　畅　史怀璋　冯　涛　吉宏明　刘　健
刘亚杰　刘志雄　刘丽萍　刘建民　刘献志　刘新锋　刘增品
江文江　涛　江荣才　安中平　许予明　孙晓川
买买提力·艾沙　李　刚　李子孝　李天晓　李立宏　李国忠
李晓青　杨　弋　杨　华　杨小朋　吴　伟　吴安华　邱炳辉
何志义　汪　凯　汪银洲　张　帆　张　俊　张　通　张力伟
张建国　张振伟　张鸿祺　张琳琳　陈　罡　陈晓春　陈康宁
陈谦学　范一木　林元相　欧阳彬　季　楠　周　东　周　敏
周建新　郑洪波　屈　延　赵　刚　赵世光　赵性泉　赵宗茂
赵建华　赵建农　赵振伟　胡　波　胡　锦　胡颖红　南光贤
柯以铨　钟　平　姜长春　祝新根　秦　超　秦秉玉　秦新月
贾　旺　柴尔青　徐安定　徐建国　高小平　高连波　郭　力
唐北沙　焉传祝　黄　玮　黄　楹　黄齐兵　曹　毅　彭亚
彭　斌　彭小祥　董　强　曾进胜　谢筱琪　楚　兰　楼　敏
詹仁雅　窦长武　缪中荣　樊东升　潘亚文

编写工作组名单

编写组专家 （按姓氏笔画排序）

王　孟　　王　越　　王春娟　　龙　浪　　冯璐霞　　刘伟明　　李世平

李德岭　　杨　昕　　杨书哲　　杨凯璇　　何　璇　　谷鸿秋　　张　静

张鹤声　　陆　璐　　金薇娜　　周　齐　　赵　萌　　赵海芬　　郝淑煜

姜英玉　　姜朋军　　海鹏程　　蒋　莹　　熊维希

前 言

医疗质量是卫生事业改革和发展的重要内容和基础。党中央、国务院高度重视相关工作,在《中共中央关于制定国民经济和社会发展第十四个五年规划和二〇三五年远景目标的建议》等文件中明确提出提升医疗服务水平和质量,建立优质高效的医疗卫生服务体系。国家卫生健康委员会出台《医疗质量管理办法》,为医疗服务提质增效、解决医院医疗服务质量不平衡不充分等问题提供顶层制度保障。

在国家卫生健康委员会医政医管局领导下,国家神经系统疾病医疗质量控制中心纵向建立起"国家级 - 省级(省、自治区、直辖市)- 地市级 - 质控医院"四级质控网络,横向覆盖神经内科、神经外科、神经介入、神经重症四个专业领域,为落实国家高质量医疗质量管控工作,实现神经系统疾病医疗质量同质化、规范化、精细化奠定了体系基础。国家神经系统疾病医疗质量控制中心以神经系统重点病种和技术为突破口,采用先行制定的国家级、行业级等质控标准指导省级质控中心建设,督导、培训各级质控中心和医疗机构持续质量改进、提升质量管理和研究水平,在促进神经专科医疗质量同质化、缩小区域质量差距等方面已取得显著成绩。借力新技术驱动的质控管理平台,动态监测全国质控信息,极大提升了神经系统疾病医疗质量管控效率和循证决策的科学性。

本年度报告依托全国质控网络体系、多领域国家级质控专家及医疗质量信息平台,分析神经系统重点疾病、诊疗技术的医疗质量现状及近年趋势。为神

前 言

经系统疾病相关的各级质控中心、医疗机构、临床医务工作者、医疗质量管理者在工作中提供参考。欢迎读者们对报告内容给予批评指正！

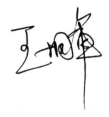

国家神经系统疾病医疗质量控制中心

2021 年 11 月

致 谢

本年度报告在国家卫生健康委员会医政医管局指导下，在国家卫生健康委员会医院管理研究所和神经系统疾病各亚专业专家和质控人员支持下顺利完成。

感谢国家卫生健康委员会医政医管局以及医疗质量与评价处，对国家神经系统疾病医疗质量控制中心开展医疗服务安全与质量改进工作的全方位指导，为神经系统疾病年度质控报告提供了政府数据库的循证支持。

感谢国家卫生健康委员会医院管理研究所，为国家神经系统疾病医疗质量控制中心开展全国抽样调查提供了信息技术和组织协调支撑，为医院质量监测系统采集的全国病案首页信息提供数据分析支撑服务。

感谢国家神经系统疾病医疗质量控制中心专家委员会专家，感谢全国各省级神经系统疾病相关专业质控中心专家、秘书及质控工作人员对本年度报告撰写的宝贵支持！

本报告受国家科技部"十三五"重点研发计划"脑血管病临床研究大数据与生物样本库平台构建和关键技术研究"项目（编号：2017YFC1310900）和"基于医院的脑血管病临床研究大数据仓库及生物样本库和影像平台建设"课题（编号：2017YFC1310901）以及国家自然科学基金重大研究计划"区块链和人工智能驱动的脑血管病诊疗和质量管理决策范式研究"项目（编号：92046016）资助。

在此，国家神经系统疾病医疗质量控制中心向参与工作的单位以及付出辛苦劳动的各位领导、专家、学者和全体人员表示衷心的感谢！

目　录

第一部分　国家神经系统疾病医疗质量分析的数据来源……………………… 1
　一、政府数据库 …………………………………………………………………… 1
　二、国家神经系统疾病医疗质量控制中心的信息平台单病种数据库 …… 1

第二部分　神经系统各亚专业医疗质量分析 ………………………………… 3
　第一章　脑血管病医疗质量分析 ……………………………………………… 3
　　第一节　基于中国卒中中心联盟数据库的脑梗死医疗质量分析 ……… 3
　　　一、社会人口学特征 ………………………………………………………… 3
　　　二、脑血管病危险因素分析 ………………………………………………… 4
　　　三、医疗过程质量指标分析 ………………………………………………… 4
　　　四、住院费用及出院时结局分析 …………………………………………… 5
　　　五、结局相关指标分析 ……………………………………………………… 6
　　第二节　基于医院质量监测系统数据库的脑血管病医疗质量分析 …… 6
　　　一、服务能力 ………………………………………………………………… 6
　　　二、入院途径 ………………………………………………………………… 6
　　　三、异地就诊 ………………………………………………………………… 7
　　　四、人口学特征 ……………………………………………………………… 9
　　　五、合并其他诊断疾病情况 ……………………………………………… 10
　　　六、住院费用及支付方式 ………………………………………………… 11
　　　七、出院方式及平均住院日 ……………………………………………… 12

目 录

第二章 癫痫及癫痫持续状态医疗质量分析 ·· 13
  第一节 基于医院质量监测系统数据库的癫痫医疗质量分析 ············ 13
    一、癫痫住院患者基线信息与结构评价 ·· 13
    二、癫痫住院患者卫生经济学情况和结局评价 ································ 14
    三、癫痫住院患者共患疾病情况 ··· 18
    四、癫痫住院死亡患者分析 ·· 19
    五、施行外科手术治疗的癫痫住院患者数据分析 ··························· 21
  第二节 基于癫痫数据库的癫痫住院患者医疗质量控制指标分析 ······ 23
    一、全国癫痫质量控制指标体系结构 ··· 23
    二、全国癫痫质量控制指标体系人口学及卫生经济学特征 ············ 25
    三、癫痫医疗质量控制指标分析 ··· 26
    四、癫痫外科住院患者医疗质量控制指标数据分析 ······················· 30
  第三节 基于医院质量监测系统数据库的癫痫持续状态医疗质量分析 ··· 31
    一、住院患者基线信息与结构评价 ··· 32
    二、住院患者卫生经济学情况和结局评价 ······································ 33
    三、住院患者共患疾病情况 ·· 36
    四、住院死亡患者分析 ·· 38
  第四节 基于癫痫数据库的癫痫持续状态住院患者医疗质量控制
          指标分析 ·· 40

第三章 吉兰-巴雷综合征医疗质量分析 ·· 43
    一、2016—2019年住院患者一般情况分析 ····································· 43
    二、2019年住院患者年龄分布、共患病及死亡情况分析 ················ 46

第四章 帕金森病医疗质量分析 ··· 49
    一、住院人数及变化情况 ·· 49
    二、平均年龄的变化 ··· 50
    三、平均住院日的年度变化 ·· 50
    四、住院费用的变化 ··· 51
    五、住院死亡率的变化 ··· 53

目　录

第五章　阿尔茨海默病医疗质量分析……………………………………54
　　一、出院人数及地区分布情况……………………………………55
　　二、年龄及性别情况………………………………………………56
　　三、医疗保险支付类型、费用及住院时长和科室分布情况……58
　　四、共患病情况……………………………………………………60
　　五、阿尔茨海默病住院患者死亡情况……………………………60

第三部分　神经外科专业医疗质量分析………………… 64

第一章　脑膜瘤医疗质量分析………………………………………65
　　一、诊疗能力………………………………………………………65
　　二、人口学特征……………………………………………………68
　　三、治疗疗效总体评价……………………………………………70
　　四、医疗过程分析…………………………………………………72
　　五、感染发生率及抗菌药物使用情况……………………………74
　　六、卫生经济学情况分析…………………………………………76
　　七、一次性耗材使用情况…………………………………………79

第二章　胶质瘤医疗质量分析………………………………………81
　　一、诊疗能力分析…………………………………………………81
　　二、人口学特征……………………………………………………83
　　三、疗效总体评价…………………………………………………85
　　四、医疗过程分析…………………………………………………88
　　五、住院期间感染发生率及抗菌药物使用情况…………………92
　　六、卫生经济学情况分析…………………………………………93
　　七、一次性耗材使用情况…………………………………………97

第三章　垂体瘤医疗质量分析………………………………………100
　　一、服务量…………………………………………………………100
　　二、人口学特征……………………………………………………103
　　三、疗效总体评价…………………………………………………103
　　四、医疗过程分析…………………………………………………104

目 录

　　五、卫生经济学 ……………………………………………………… 105

第四章　蛛网膜下腔出血医疗质量分析 …………………………… 108

　　一、服务量 …………………………………………………………… 109

　　二、蛛网膜下腔出血医疗质量分析 ………………………………… 115

第五章　脑出血医疗质量分析 ………………………………………… 118

　　一、服务量 …………………………………………………………… 118

　　二、脑出血住院患者医疗质量分析 ………………………………… 120

第六章　创伤性脑损伤医疗质量分析 ………………………………… 123

　　一、定义 ……………………………………………………………… 124

　　二、分析方法学 ……………………………………………………… 124

　　三、结果 ……………………………………………………………… 125

　　四、讨论 ……………………………………………………………… 129

　　五、结论 ……………………………………………………………… 130

第四部分　神经重症专业医疗质量分析 ……………………… 131

　　一、神经重症监护病房收治患者总体基本情况 …………………… 131

　　二、神经重症监护病房收治患者单病种特点 ……………………… 136

第五部分　神经介入专业医疗质量分析 ……………………… 141

　　一、基于国家医疗质量管理与控制信息网数据库的急性缺血性
　　　　卒中血管内治疗数据现状分析 ………………………………… 141

　　二、基于医院质量监测系统数据库的急性缺血性卒中血管内治疗
　　　　医疗质量安全情况分析 ………………………………………… 142

　　三、急性缺血性卒中血管内治疗医疗质量安全目标 ……………… 146

第一部分
国家神经系统疾病医疗质量分析的数据来源

本报告中数据主要来源于政府数据库和国家神经系统疾病医疗质量控制中心的信息平台。

一、政府数据库

由国家卫生健康委员会医政医管局搭建的政府数据库,包括医院质量监测系统(HQMS)和国家医疗质量管理与控制信息网(NCIS)的全国医疗质量数据抽样调查。

1. HQMS囊括了全国31个省级行政区域的二级和三级医院的病案首页信息。本年度报告中分析了2016年1月1日至2019年12月31日病案首页中出院诊断编码在I60~I69(脑血管病)和G00~G99(神经系统疾病)范围内的神经系统重点病种。该数据库通过医院病案首页信息,可以监测神经系统疾病不同病种的平均住院日、次均费用、在院病死率等重要结局指标。通过纵向数据可以展示医疗质量的纵向变化趋势,为卫生政策等制定提供科学数据支撑。本报告中来源于此数据库中的相关部分,均标注数据库简称:HQMS数据库。

2. NCIS全国医疗质量数据抽样调查覆盖了全国31个省级行政区域的二级和三级医院,通过医疗质量调研问卷采集数据。本年度报告中分析了2019年神经外科、神经重症和神经介入等神经系统疾病亚专业的单病种和治疗技术的医疗质量信息。本报告中来源于此数据库中的相关部分,均标注数据库简称:NCIS数据库。

二、国家神经系统疾病医疗质量控制中心的信息平台单病种数据库

由国家神经系统疾病医疗质量控制中心搭建的医疗质量信息平台,神经系

第一部分　国家神经系统疾病医疗质量分析的数据来源

统重点单病种,如脑血管病、癫痫等医疗质量指标,尤其是过程指标通过信息平台采集。

1. 全国 2 790 家医院通过中国卒中中心联盟(CSCA)数据平台连续上报急性脑血管病(脑梗死、脑出血、蛛网膜下腔出血、短暂性脑缺血发作)病例。该数据库对脑血管病医疗服务过程指标进行采集,与行政数据库互为补充,比较完整地反映了医院的医疗服务全过程的规范程度。本报告中来源于此数据库中的相关部分,均标注数据库简称:CSCA 数据库。

2. 癫痫及癫痫持续状态的医疗质量控制指标通过癫痫质量控制指标体系上报平台进行信息采集。2017 年 6 月起,在国家卫生健康委员会医政医管局指导下,由国家神经系统疾病医疗质量控制中心牵头启动了癫痫质量控制指标体系建设,经过三年不断发展,该体现已纳入全国 31 个省、市、自治区的 127 家医疗机构。2020 年,通过组织癫痫亚专科内、外科专家及神经重症质控专家对既往癫痫医疗质量控制指标进行补充和修订,确定了 10 项癫痫内外科质控指标及惊厥性癫痫持续状态质控指标。该指标被纳入《神经系统疾病医疗质量控制指标(2020 年版)》,于 2020 年 1 月由国家卫生健康委员会办公厅印发全国各级卫生健康行政部门相关专业质控中心和医疗机构,以期在全国层面进一步推进多学科全方位的优质癫痫专科医疗服务。目前癫痫质量控制指标体系建设已拓展到神经内科、神经外科、神经重症及神经病理四大专业,纳入了上述 127 家哨点医院的门诊及癫痫住院患者的信息。这一工作填补了我国癫痫患者各方面医疗质量信息的空白,提供了医疗服务过程中的可靠数据,并有力地推动了癫痫规范诊疗的进一步提高。尽管受到新型冠状病毒肺炎疫情冲击,但在 2020 年,癫痫医疗质量控制体系建设仍然稳步发展,截至 2020 年 12 月 31 日,年度累计上报癫痫住院患者病例 5 239 例,较 2019 年同期增长 75.57%。这提示了基于平台的癫痫医疗质量控制上报体系的可靠性及可持续性。本报告中来源于此数据库中的相关部分,均标注数据库简称:癫痫数据库。

第二部分
神经系统各亚专业医疗质量分析

第一章 脑血管病医疗质量分析

第一节 基于中国卒中中心联盟数据库的脑梗死医疗质量分析

本节数据来源于CSCA数据库,分析了2019年291 632例脑梗死住院患者,其中由于西藏地区数据上报总数低于100例,故未纳入本报告数据分析中。

一、社会人口学特征

从表2-1-1-1中可以看出2019年脑梗死发病中位年龄是67岁,男性住院患者比例高于女性,二级医院脑梗死患者住院费用支付方式以新型农村合作医疗保险支付方式为主,三级医院以城镇职工基本医疗保险支付方式为主。

表2-1-1-1 2019年中国卒中中心联盟数据库脑梗死患者社会人口学特征

指标名称	二级医院 (N=137 137)	三级医院 (N=154 495)	总计 (N=291 632)
人口学特征			
男性[n(%)]	83 504(60.9)	99 004(64.1)	182 508(62.6)
汉族[n(%)]	132 296(96.5)	150 337(97.3)	282 633(96.9)
年龄/岁[①]	67.0(59.0,75.0)	67.0(57.0,75.0)	67.0(58.0,75.0)
医疗费用支付类型[n(%)]			
新型农村合作医疗保险	73 037(53.3)	39 270(25.4)	112 307(38.5)
城乡居民基本医疗保险	32 339(23.6)	42 034(27.2)	74 373(25.5)
城镇职工基本医疗保险	24 650(18.0)	56 366(36.5)	81 016(27.8)
自费	4 654(3.4)	10 445(6.8)	15 099(5.2)

第二部分 神经系统各亚专业医疗质量分析

续表

指标名称	二级医院 (N=137 137)	三级医院 (N=154 495)	总计 (N=291 632)
其他	2 730(2.0)	6 594(4.3)	9 324(3.2)
商业保险	331(0.2)	581(0.4)	912(0.3)
公费医疗	315(0.2)	589(0.4)	904(0.3)

①数据为$P_{50}(P_{25}, P_{75})$。

二、脑血管病危险因素分析

2019年CSCA数据库分析脑梗死住院患者危险因素,高血压依旧是脑梗死最主要的危险因素,不良行为方式中吸烟是脑梗死的重要危险因素(表2-1-1-2)。

表2-1-1-2　2019年中国卒中中心联盟数据库脑梗死患者危险因素分析[n(%)]

危险因素	二级医院 (N=137 137)	三级医院 (N=154 495)	合计 (N=291 632)
高血压	88 250(64.4)	99 274(64.3)	187 524(64.3)
吸烟	46 460(33.9)	58 651(38.0)	105 111(36.0)
糖尿病	27 536(20.1)	36 002(23.3)	63 538(21.8)
脂代谢紊乱	9 523(6.9)	9 921(6.4)	19 444(6.7)
心房颤动	5 717(4.2)	8 627(5.6)	14 344(4.9)
心肌梗死	2 247(1.6)	2 498(1.6)	4 745(1.6)
短暂性脑缺血发作	1 866(1.4)	1 881(1.2)	3 747(1.3)
心力衰竭	1 912(1.4)	1 592(1.0)	3 504(1.2)

三、医疗过程质量指标分析

根据国家神经系统疾病医疗质量控制中心制定、国家卫生健康委员会医政医管局发布的《神经系统疾病医疗质量控制指标(2020年版)》中脑梗死医疗质量控制指标的定义和计算公式,分析2019年CSCA数据库监测的脑梗死质控指标结果见表2-1-1-3。

表2-1-1-3　2019年中国卒中中心联盟数据库监测的脑梗死医疗质量控制指标执行情况　单位:%

脑梗死医疗质量控制指标	合计 (N=291 632)	二级医院 (N=137 137)	三级医院 (N=154 495)
脑梗死患者神经功能缺损评估率	74.8	74.1	75.4
发病4.5小时内到院的脑梗死患者重组组织性纤溶酶原激活剂(rt-PA)静脉溶栓率	30.4	29.0	31.8

续表

脑梗死医疗质量控制指标	合计 (N=291 632)	二级医院 (N=137 137)	三级医院 (N=154 495)
静脉溶栓的脑梗死患者静脉溶栓时间（DTN）时间小于60分钟的比率	60.5	64.5	57.1
住院期间脑梗死患者血管内机械取栓率	1.0	0.3	1.6
住院期间脑梗死患者血管评价率	90.3	88.0	92.4
入院48小时内脑梗死患者抗血小板药物治疗率	84.9	85.8	84.0
入院48小时内非致残性脑梗死双抗治疗率	44.7	45.4	44.0
住院期间脑梗死患者他汀类药物治疗率	89.7	90.4	89.0
住院期间合并心房颤动的脑梗死患者抗凝治疗率	43.0	40.4	44.7
入院48小时内不能自行行走的脑梗死患者深静脉血栓预防率	12.0	12.4	11.7
脑梗死患者吞咽功能筛查率	80.7	81.8	79.6
脑梗死患者康复评估率	74.0	73.6	74.4
出院时脑梗死患者抗栓治疗率	88.7	88.8	88.5
出院时非心源性脑梗死患者他汀类药物治疗率	90.7	91.2	90.2
出院时合并糖尿病的脑梗死患者降糖治疗率	78.4	78.8	78.1
出院时合并高血压的脑梗死患者降压治疗率	64.9	63.9	65.8
出院时合并心房颤动的脑梗死患者抗凝治疗率	45.9	40.0	49.6
脑梗死患者住院病死率	0.4	0.2	0.5

四、住院费用及出院时结局分析

2019年CSCA数据库脑梗死患者平均住院费用和平均药物费用三级医院高于二级医院（表2-1-1-4）。

表2-1-1-4　2019年中国卒中中心联盟数据库梗死患者平均住院费用及药物次均费用　　单位：元

项目	二级医院	三级医院	合计
药物次均费用	2 773（1 617，4 989）	4 700（2 755，8 032）	3 685（2 064，6 711）
住院次均总费用	7 446（5 162，11 387）	12 000（8 319，17 906）	9 706（6 367，15 055）

注：表中数据为P_{50}（P_{25}，P_{75}）。

五、结局相关指标分析

表 2-1-1-5 展示了 2019 年 CSCA 数据库脑梗死患者平均住院日和出院时结局。

表 2-1-1-5　2019 年中国卒中中心联盟数据库脑梗死患者平均住院日和出院时结局

项目	二级医院	三级医院	合计
平均住院日/天①	10.0(7.0, 13.0)	11.0(8.0, 14.0)	10.0(7.0, 14.0)
在院死亡[n(%)]	330(0.2)	736(0.5)	1 066(0.4)
非医嘱出院[n(%)]	7 383(5.4)	8 210(5.3)	15 593(5.3)

①数据为 $P_{50}(P_{25}, P_{75})$。

第二节　基于医院质量监测系统数据库的脑血管病医疗质量分析

本节数据来源于 2019 年 HQMS 数据库,对其中病案首页出院诊断编码为 I60(蛛网膜下腔出血)、I61(脑出血)、I63(脑梗死)和 G45(短暂性脑缺血发作)的医疗质量信息进行分析。

一、服务能力

2019 年 HQMS 数据库全国脑血管病出院共计 4 515 026 人次,其中脑梗死为 2 818 875 人次(62.4%),脑出血 485 474 人次(10.8%),蛛网膜下腔出血 106 819 人次(2.4%),短暂性脑缺血发作 1 103 858 人次(24.4%)。

二、入院途径

脑血管病患者住院途径分析显示,脑梗死和短暂性脑缺血发作的患者主要从门诊入院,而脑出血和蛛网膜下腔出血主要从急诊入院(表 2-1-2-1)。

表 2-1-2-1　2019 年医院质量监测系统数据库中脑血管病患者入院途径[n(%)]

入院途径	总计	脑梗死	脑出血	蛛网膜下腔出血	短暂性脑缺血发作
门诊入院	2 507 992(55.5)	1 585 801(56.3)	157 220(32.4)	30 263(28.3)	734 708(66.6)
急诊入院	1 663 499(36.8)	1 013 645(36.0)	291 699(60.1)	68 425(64.1)	289 730(26.2)
其他医疗机构转入	33 079(0.7)	18 081(0.6)	7 827(1.6)	3 055(2.9)	4 116(0.4)
其他途径	310 456(6.9)	201 348(7.1)	28 728(5.9)	5 076(4.8)	75 304(6.8)

三、异地就诊

2019年脑梗死、脑出血、蛛网膜下腔出血住院患者的全国各省异地就诊情况见图2-1-2-1～图2-1-2-3。

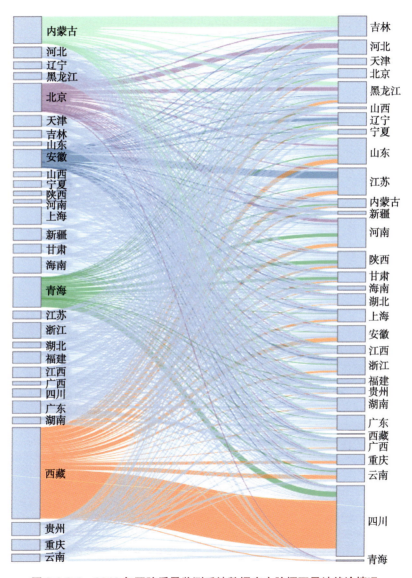

图2-1-2-1　2019年医院质量监测系统数据库中脑梗死异地就诊情况

第二部分 神经系统各亚专业医疗质量分析

对于脑梗死患者，流出到其他省份就诊比例最高的省份是西藏(31.8%)，其次是青海(10.4%)、北京(9.8%)、内蒙古(9.3%)和安徽(6.4%)。大多数西藏和青海流出的脑梗死患者都前往四川就医，而大多数北京、内蒙古和安徽的常住患者分别前往江苏、河北和吉林就医，见图2-1-2-1。

对于脑出血患者，流出到其他省份就诊比例最高的是北京(14.8%)，但从其他省份流入患者占比最大的也是北京(21.4%)，见图2-1-2-2。

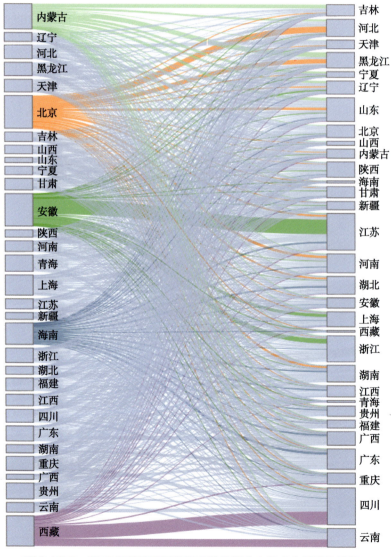

图2-1-2-2　2019年医院质量监测系统数据库中脑出血异地就诊情况

对于蛛网膜下腔出血患者，流出到其他省份就诊比例最高的地区是北京（14.8%），从其他省份流入患者占比最大的仍是北京（39.2%），见图2-1-2-3。

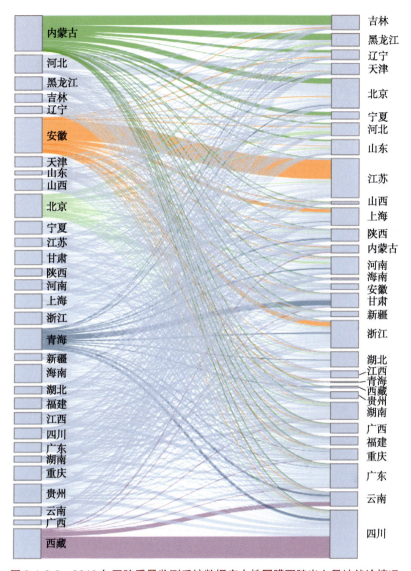

图2-1-2-3　2019年医院质量监测系统数据库中蛛网膜下腔出血异地就诊情况

四、人口学特征

从表2-1-2-2可以看出卒中的女性发病率低于男性，缺血性卒中的平均年龄高于出血性卒中（脑出血和蛛网膜下腔出血）。

表 2-1-2-2　2019 年医院质量监测系统数据库脑血管病住院患者人口学特征

项目	合计 （N=4 515 026）	脑梗死 （N=2 818 875）	脑出血 （N=485 474）	蛛网膜下 腔出血 （N=106 819）	短暂性脑缺血 发作 （N=1 103 858）
男性 [n（%）]	2 551 662（56.5）	1 679 026（59.6）	310 726（64.0）	44 387（41.6）	517 523（46.9）
年龄/ 岁①	66.0（57.0，75.0）	68.0（59.0，76.0）	62.0（52.0，71.0）	59.0（50.0，68.0）	65.0（56.0，74.0）

①数据为 P_{50}（P_{25}，P_{75}）。

五、合并其他诊断疾病情况

2019 年 HQMS 数据库统计脑血管病的常见合并其他诊断疾病中，所有类型的脑血管病的合并其他诊断疾病均以原发性高血压比例最高（图 2-1-2-4～图 2-1-2-7），这与高血压是脑血管病独立危险因素相一致。

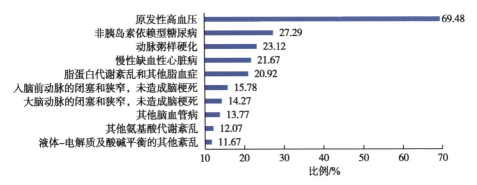

图 2-1-2-4　2019 年医院质量监测系统数据库脑梗死患者合并其他诊断疾病

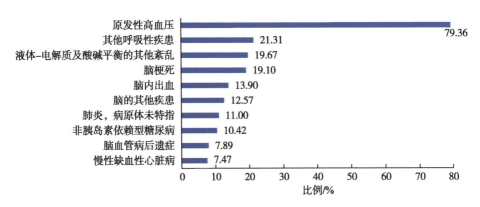

图 2-1-2-5　2019 年医院质量监测系统数据库脑出血患者合并其他诊断疾病

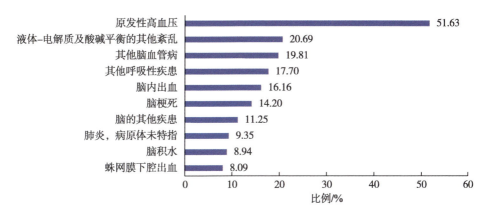

图 2-1-2-6　2019 年医院质量监测系统数据库蛛网膜下腔出血患者合并其他诊断疾病

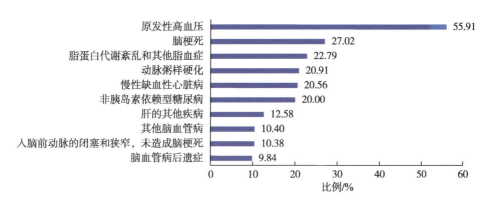

图 2-1-2-7　2019 年医院质量监测系统数据库短暂性脑缺血发作患者合并其他诊断疾病

六、住院费用及支付方式

表 2-1-2-3 显示 2019 年 HQMS 数据库中出血性卒中住院花费及自费支付方式比例高于缺血性卒中。

表 2-1-2-3　2019 年医院质量监测系统数据库中脑血管病住院患者费用支付方式

项目	合计 (N=4 515 026)	脑梗死 (N=2 818 875)	脑出血 (N=485 474)	蛛网膜下腔出血 (N=106 819)	短暂性脑缺血发作 (N=1 103 858)
次均住院费用/元[①]	9 170.2 (5 993.4, 15 250.4)	9 739.5 (6 485.9, 15 300.6)	19 122.2 (9 696.2, 43 587.4)	51 899.4 (13 010.9, 127 093.1)	6 627.7 (4 725.2, 9 210.1)

续表

项目	合计 (N=4 515 026)	脑梗死 (N=2 818 875)	脑出血 (N=485 474)	蛛网膜下腔出血 (N=106 819)	短暂性脑缺血发作 (N=1 103 858)
不同费用支付方式的次均费用及构成比[n(%)]					
城乡居民基本医疗保险	1 711 209(37.9)	1 085 776(38.5)	121 456(25.0)	24 287(22.7)	479 690(43.4)
城镇职工基本医疗保险	1 174 484(26.0)	720 624(25.6)	140 045(28.8)	30 434(28.5)	283 381(25.7)
新型农村合作医疗保险	690 525(15.3)	427 699(15.2)	94 660(19.5)	20 749(19.4)	147 417(13.4)
自费	370 782(8.2)	219 871(7.8)	71 222(14.7)	17 992(16.9)	61 697(5.6)
其他	568 026(12.6)	364 905(12.9)	58 091(12.0)	13 357(12.5)	131 673(11.9)

①数据为 $P_{50}(P_{25}, P_{75})$。

七、出院方式及平均住院日

2019 年 HQMS 数据库中脑血管病住院患者平均住院日数据显示：脑出血平均住院日最长、出院时死亡率最高；短暂性脑缺血发作平均住院日最短、出院时死亡率最低（表 2-1-2-4）。

表 2-1-2-4　2019 年医院质量监测系统数据库中脑血管病住院患者出院方式及平均住院日

	合计 (N=4 515 026)	脑梗死 (N=2 818 875)	脑出血 (N=485 474)	蛛网膜下腔出血 (N=106 819)	短暂性脑缺血发作 (N=1 103 858)
出院时情况[n(%)]					
医嘱出院	3 988 665(88.4)	2 535 735(90.0)	356 604(73.5)	77 624(72.7)	1 018 702(92.3)
非医嘱出院	294 082(6.5)	148 152(5.3)	75 590(15.6)	17 407(16.3)	52 933(4.8)
转院	87 528(1.9)	53 635(1.9)	14 290(2.9)	3 971(3.7)	15 632(1.4)
死亡	49 462(1.1)	20 862(0.7)	23 742(4.9)	4 641(4.3)	217(0.0)
不详	95 289(2.1)	60 491(2.1)	15 248(3.1)	3 176(3.0)	16 374(1.5)
平均住院日/天①	9.0(6.0, 13.0)	10.0(7.0, 13.0)	14.0(8.0, 22.0)	12.0(5.0, 19.0)	7.0(5.0, 10.0)

①数据为 $P_{50}(P_{25}, P_{75})$。

第二章 癫痫及癫痫持续状态医疗质量分析

第一节 基于医院质量监测系统数据库的癫痫医疗质量分析

癫痫治疗包括规范药物治疗和外科手术治疗。经规范药物治疗，70%以上的癫痫患者发作可得到有效控制，部分患者可逐步减停药物，终身不再发作。但超过20%的患者应用药物仍无法完全控制发作。国际抗癫痫联盟定义，规范应用两种抗癫痫药物（单药或联合用药），仍未能达到持续无发作的癫痫，为难治性癫痫，其病情转归与呈现良性经过的癫痫不同。难治性癫痫对一线抗癫痫药耐药，传统治疗方法疗效不佳，该类患者需要尽早开展多学科治疗评估，特别是癫痫术前评估。对符合手术要求的患者，及早进行癫痫手术治疗。

本节数据来源于HQMS数据库，分析了2017年1月1日—2019年12月31日病案首页主要诊断代码及其他诊断代码包含癫痫（G40）诊断的住院患者的病案首页信息，并将2019年的数据与2017、2018年进行对比分析。相关分析均基于出院人次数，对多次入院患者，纳入了其各次入院病案首页的全部信息。在此人群基础上，还检索以下编码：大脑病损切除术（01.5930）、额叶病损切除术（01.5909）、顶叶病损切除术（01.5908）、岛叶病损切除术（01.5906）、颞叶病损切除术（01.5913）、枕叶病损切除术（01.5940）、选择性杏仁核海马切除术（01.5933）、大脑半球切除术（01.5200）、胼胝体切开术（01.3205）、脑深部电极置入术（02.9303）、周围神经刺激器相关操作（04.921～04.923），符合相关条件的患者，纳入癫痫手术医疗质量数据分析。

一、癫痫住院患者基线信息与结构评价

2019年HQMS数据库全国各省份癫痫出院患者人次情况见图2-2-1-1，出院人次排名前三的省份依次为广东、山东、浙江。

2019年HQMS数据库癫痫出院患者662 809人次，2017—2019年，癫痫患者人次及性别特征变化趋势见表2-2-1-1，住院患者性别构成比未见明显变化，仍以男性患者为主。

第二部分　神经系统各亚专业医疗质量分析

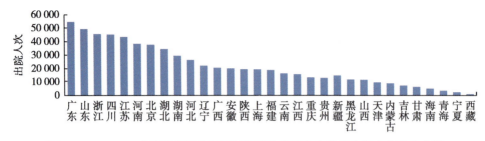

图 2-2-1-1　2019 年医院质量监测系统数据库全国各省份癫痫患者出院人次数

表 2-2-1-1　2019 年医院质量监测系统数据库癫痫出院患者的人次及性别特征变化趋势

指标	2017 年	2018 年	2019 年
总出院人次	487 363	545 969	662 809
男性[n(%)]	298 938（61.34）	335 686（61.48）	406 193（61.28）

2019 年 HQMS 数据库癫痫患者出院年龄分布情况见图 2-2-1-2，1～4 岁为出院患者人次最多的年龄区间，共有 72 907 人次出院，14 岁以下患者合计 189 792 人次，占全部患者的 28.63%，65 岁以上患者合计 169 731 人次，占全部患者的 25.61%。

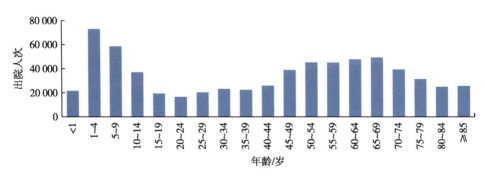

图 2-2-1-2　2019 年医院质量监测系统数据库癫痫出院患者年龄构成

二、癫痫住院患者卫生经济学情况和结局评价

2017—2019 年 HQMS 数据库中癫痫患者次均住院费用及平均住院日变化趋势见表 2-2-1-2。

2017—2019 年 HQMS 数据库中癫痫住院患者次均住院费用呈逐年上升趋势，2019 年平均为 19 968.5 元 / 次；次均住院费用较低的省份为陕西、甘肃、云南等。2017—2019 年住院费用下降排名前三的省份为北京、宁夏、云南，分别下降了 2.77%、1.07%、0.33%。

表 2-2-1-2　2017—2019 年医院质量监测系统数据库癫痫患者卫生经济学指标变化趋势

指标	2017 年	2018 年	2019 年
总出院人次	487 363	545 969	662 809
次均住院费用／千元[①]	17.15±33.41	17.98±34.88	19.97±45.88
平均自付费用／千元[①]	5.58±19.19	5.91±19.45	6.70±26.11
平均住院日／天[①]	12.0±15.8	12.1±15.7	12.8±25.9

①数据为均数±标准差。

2017—2019 年 HQMS 数据库各省份癫痫住院患者次均住院费用变化情况见图 2-2-1-3。

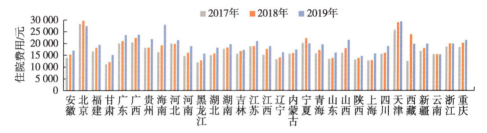

图 2-2-1-3　2017—2019 年医院质量监测系统数据库癫痫住院患者次均住院费用变化

2017—2019 年 HQMS 数据库癫痫住院患者平均住院日无明显变化，2019 年平均为 12.80 天；平均住院日较低的省份为上海、西藏、山东等。2017—2019 年平均住院日下降排名前三的省份为北京、宁夏、浙江，分别下降了 15.36%、2.96%、2.72%。

2017—2019 年 HQMS 数据库各省份癫痫住院患者平均住院日情况见图 2-2-1-4。

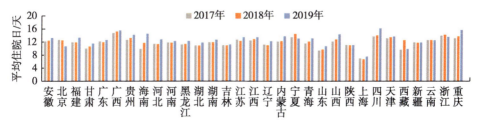

图 2-2-1-4　2017—2019 年医院质量监测系统数据库癫痫住院患者平均住院日变化

第二部分 神经系统各亚专业医疗质量分析

2017—2019 年 HQMS 数据库癫痫出院患者医疗费用支付方式构成见表 2-2-1-3，其中支付方式以国家基本医疗保险（包括新型农村合作医疗保险、城镇职工基本医疗保险、城乡居民基本医疗保险）为主。2017—2019 年以国家基本医疗保险支付的患者占比分别为 60.6%、62.7% 和 65.2%，覆盖率呈逐年上升趋势。

表 2-2-1-3 2017—2019 年医院质量监测系统数据库癫痫出院患者医疗费用支付方式构成情况 [n(%)]

医疗费用支付方式	2017 年	2018 年	2019 年
城镇职工基本医疗保险	118 495（24.3）	138 460（25.4）	169 196（25.5）
城乡居民基本医疗保险	83 985（17.2）	122 369（22.4）	171 894（25.9）
新型农村合作医疗保险	93 184（19.1）	81 271（14.9）	91 159（13.8）
贫困救助	2 646（0.5）	3 720（0.7）	5 326（0.8）
商业医疗保险	2 642（0.5）	2 936（0.5）	3 127（0.5）
全公费	15 911（3.3）	12 059（2.2）	11 172（1.7）
全自费	114 054（23.4）	123 549（22.6）	142 898（21.5）
其他社会保险	8 646（1.8）	10 148（1.9）	12 237（1.9）
其他	47 800（9.8）	51 457（9.4）	55 800（8.4）

2017—2019 年 HQMS 数据库三级医院癫痫患者医疗费用支付方式中城镇职工基本医疗保险占比变化趋势见图 2-2-1-5。

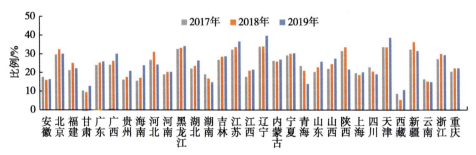

图 2-2-1-5 2017—2019 年医院质量监测系统数据库癫痫患者医疗费用支付方式中城镇职工基本医疗保险占比变化

2017—2019 年 HQMS 数据库癫痫患者医疗费用支付方式中城乡居民基本医疗保险占比变化趋势见图 2-2-1-6。

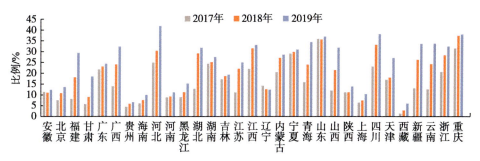

图 2-2-1-6　2017—2019 年医院质量监测系统数据库癫痫患者医疗费用支付方式中城乡居民基本医疗保险占比变化

2017—2019 年 HQMS 数据库癫痫患者医疗费用支付方式中新型农村合作医疗保险占比变化趋势见图 2-2-1-7。

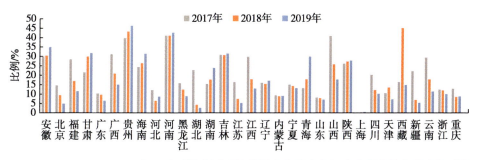

图 2-2-1-7　2017—2019 年医院质量监测系统数据库癫痫患者医疗费用支付方式中新型农村合作医疗保险占比变化

2017—2019 年 HQMS 数据库癫痫患者医疗费用支付方式中基本医疗保险占比变化趋势见图 2-2-1-8。

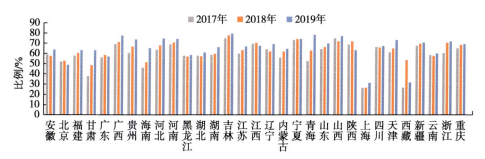

图 2-2-1-8　2017—2019 年医院质量监测系统数据库癫痫患者医疗费用支付方式中基本医疗保险占比变化

三、癫痫住院患者共患疾病情况

2017—2019 年 HQMS 数据库中癫痫及住院患者共患疾病分析显示,癫痫共患疾病包括精神行为共患病如焦虑抑郁障碍、注意力缺陷/多动症等,神经系统共患病如脑梗死等,以及躯体共患病如高血压等。除癫痫发作外,约一半成年癫痫患者至少存在一种共患疾病。共患疾病严重降低患者的生活质量,其管理也是癫痫医疗服务的重点和难点,加强医务人员对其认知并及时防治,提供以患者为中心的综合性医疗服务,是提高癫痫及癫痫持续状态医疗服务质量的关键。

2017—2019 年 HQMS 数据库中癫痫住院患者常见的前十位共患疾病诊断见表 2-2-1-4,2019 年原发性高血压、液体-电解质及酸碱平衡的其他紊乱是排名第一、二的合并诊断。超过 25% 的癫痫患者出院合并原发性高血压,2017—2019 年,合并原发性高血压诊断的出院患者人次逐年升高。

表 2-2-1-4 2017—2019 年医院质量监测系统数据库癫痫出院患者出院共患疾病诊断情况[n(%)]

2017 年		2018 年		2019 年	
合并诊断及 ICD-10 编码	出院人次	合并诊断及 ICD-10 编码	出院人次	合并诊断及 ICD-10 编码	出院人次
原发性高血压 I10	126 670 (25.99)	原发性高血压 I10	146 910 (26.91)	原发性高血压 I10	183 345 (27.66)
脑梗死 I63	77 426 (15.89)	脑梗死 I63	88 351 (16.18)	液体-电解质及酸碱平衡的其他紊乱 E87	108 072 (16.31)
液体-电解质及酸碱平衡紊乱 E87	66 105 (13.56)	液体-电解质及酸碱平衡紊乱 E87	79 958 (14.65)	脑梗死 I63	107 015 (16.15)
脑血管病后遗症 I69	64 876 (13.31)	脑血管病后遗症 I69	77 251 (14.15)	脑血管病后遗症 I69	102 087 (15.4)
2 型糖尿病 E11	54 079 (11.1)	呼吸相关疾病 J98	62 244 (11.4)	2 型糖尿病 E11	77 486 (11.69)
呼吸相关疾病 J98	52 829 (10.84)	2 型糖尿病 E11	59 157 (10.84)	呼吸相关疾病 J98	76 648 (11.56)
慢性缺血性心脏病 I25	45 829 (9.4)	慢性缺血性心脏病 I25	52 977 (9.7)	慢性缺血性心脏病 I25	66 893 (10.09)
心力衰竭 I50	35 800 (7.35)	心力衰竭 I50	41 676 (7.63)	心力衰竭 I50	53 868 (8.13)
肺炎 J18	34 418 (7.06)	肺炎 J18	40 237 (7.37)	肺炎 J18	52 759 (7.96)
贫血 D64	28 182 (5.78)	贫血 D64	34 425 (6.31)	贫血 D64	47 850 (7.22)

注:ICD-10,国际疾病分类第十版。

第二部分 神经系统各亚专业医疗质量分析

进一步统计出院患者中共患重点关注的十二种疾病或特殊状态：高血压（I10）、脑梗死（I63）、糖尿病（E10+E11）、血脂异常（E78.0～E78.5）、精神发育迟滞（F70～F79）、恶性肿瘤（C00～C97）、焦虑症（F41）、帕金森病（G20）、阿尔茨海默病（G30）、骨质疏松（M80～M81）、妊娠（O26.9）、注意力缺陷/多动症（F90），见表2-2-1-5。合并原发性高血压、糖尿病、血脂异常为代表的代谢异常综合征患者人次呈逐年升高趋势。2019年癫痫出院患者最常诊断的神经精神相关共患病为精神发育迟滞，约占全部出院患者的1.97%，合并焦虑症患者占全部出院患者0.85%。

表2-2-1-5 2017—2019年医院质量监测系统数据库癫痫出院患者出院重点关注共患疾病诊断情况[n(%)]

重点关注共患疾病	2017年	2018年	2019年
高血压	125 426（25.74）	145 459（26.64）	182 226（27.49）
脑梗死	74 524（15.29）	85 219（15.61）	103 056（15.55）
糖尿病	42 843（8.79）	50 587（9.27）	65 927（9.95）
恶性肿瘤	27 077（5.56）	34 158（6.26）	47 334（7.14）
血脂异常	25 458（5.22）	29 861（5.47）	38 038（5.74）
精神发育迟滞	8 103（1.66）	10 228（1.87）	13 076（1.97）
骨质疏松	5 544（1.14）	6 834（1.25）	9 278（1.40）
帕金森病	5 192（1.07）	6 141（1.12）	7 410（1.12）
焦虑症	2 924（0.6）	3 996（0.73）	5 635（0.85）
阿尔茨海默病	2 747（0.56）	3 572（0.65）	4 761（0.72）
妊娠	213（0.04）	318（0.06）	432（0.07）
注意力缺陷/多动症	128（0.03）	160（0.03）	343（0.05）

四、癫痫住院死亡患者分析

2019年HQMS数据库中癫痫住院死亡患者10 953例（图2-2-1-9），2017—2019年全国癫痫住院患者在院死亡率无显著变化，死亡患者以男性为主，占比63.8%。

如图2-2-1-10所示，2019年HQMS数据库癫痫住院患者在院病死率最低的省份为湖南、福建和江苏。

第二部分　神经系统各亚专业医疗质量分析

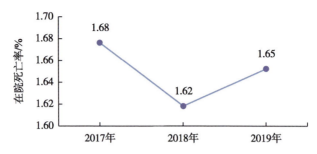

图 2-2-1-9　2017—2019 年医院质量监测系统数据库癫痫住院患者在院死亡率

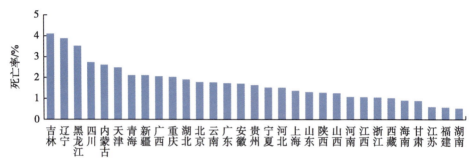

图 2-2-1-10　2019 年医院质量监测系统数据库各省份癫痫住院患者在院死亡率

如图 2-2-1-11 所示，癫痫住院患者在院死亡人数最多的为≥85 岁年龄区间。

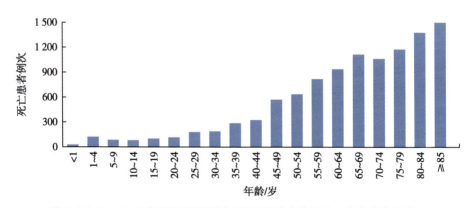

图 2-2-1-11　2019 年医院质量监测系统数据库癫痫住院死亡患者年龄分层

如图 2-2-1-12 所示，癫痫住院患者在院死亡率最高为≥85 岁年龄区间，65 岁后，患者在院死亡率随年龄增长显著升高。

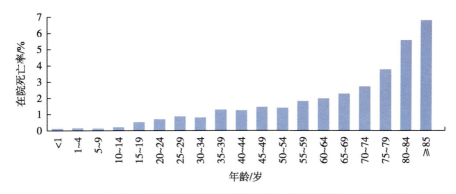

图 2-2-1-12　2019 年医院质量监测系统数据库癫痫在院死亡率年龄分层

五、施行外科手术治疗的癫痫住院患者数据分析

（一）基线信息与结构评价

2019 年 HQMS 数据库各省（自治区、直辖市）癫痫患者行癫痫相关手术出院人次情况见图 2-2-1-13，2019 年 HQMS 数据库共计 5 196 人次癫痫患者行癫痫相关手术，手术人次排名前三的地区是北京、四川、湖南。

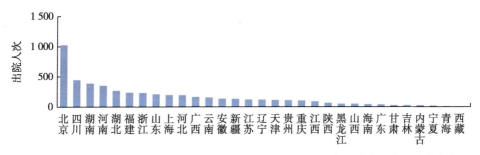

图 2-2-1-13　2019 年医院质量监测系统数据库各省份癫痫患者行癫痫手术出院人次数

2017—2019 年 HQMS 数据库癫痫患者行癫痫相关手术出院人次变化趋势见图 2-2-1-14，2017—2019 年全国三级医院上报癫痫患者行癫痫相关手术出院人次由 3 462 增长至 5 196，增长率为 50.09%，增长率最高的省份为上海、江西、甘肃。西藏 2017 年、2018 年均未上报癫痫手术患者，2019 年上报 2 例，未纳入 2017—2019 年增长率比较。

2019 年癫痫患者行癫痫相关手术出院年龄分布情况见图 2-2-1-15，以 45~49 岁患者最多，共有 487 人次出院，占比 9.37%。

第二部分 神经系统各亚专业医疗质量分析

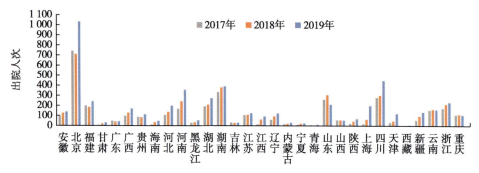

图 2-2-1-14 2017—2019 年医院质量监测系统数据库各省份癫痫手术患者出院人次数

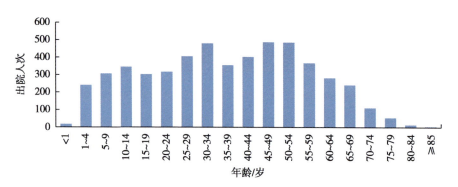

图 2-2-1-15 2019 年医院质量监测系统数据库癫痫患者行癫痫相关手术出院年龄分布

2017—2019 年 HQMS 数据库癫痫患者行癫痫相关手术不同术式变化趋势见表 2-2-1-6，2019 年最常见的术式是额叶病损切除术，其次是大脑病损切除术及颞叶病损切除术。2017—2019 年手术次数增长最快的术式是脑深部电极置入术、岛叶病损切除术和枕叶病损切除术，增长幅度分别为 437.50%、409.09% 和 367.50%。

选择性杏仁核海马切除术 2017 年手术例数为 13 例，因 2017 年数据过少，未纳入 2017—2019 年增长率比较。

表 2-2-1-6 2017—2019 年医院质量监测系统数据库癫痫手术患者不同术式出院人次

术式	2017 年	2018 年	2019 年	合计
额叶病损切除术	1 049	1 271	1 897	4 217
大脑病损切除术	1 496	1 278	1 243	4 017
颞叶病损切除术	388	751	1 146	2 285
顶叶病损切除术	228	331	534	1 093

续表

术式	2017年	2018年	2019年	合计
脑深部电极置入术	56	158	301	515
枕叶病损切除术	40	101	187	328
选择性杏仁核海马切除术	13	46	104	163
岛叶病损切除术	22	42	112	176
胼胝体切开术	68	86	83	237
大脑半球切除术	31	53	72	156

（二）卫生经济学情况和结局评价

2017—2019年HQMS数据库癫痫患者行癫痫相关手术次均住院费用及平均住院日变化趋势见表2-2-1-7。

表2-2-1-7　2017—2019年医院质量监测系统数据库癫痫手术患者卫生经济学指标变化趋势

指标	2017年	2018年	2019年
总出院人次	3 462	4 006	5 196
住院费用/千元[①]	66.75（50.10，93.03）	68.68（51.09，97.49）	73.22（55.58，100.65）
自付费用/千元[①]	16.27（0.00，55.43）	19.14（0.00，55.72）	24.94（0.0，53.97）
手术治疗费/千元[①]	8.28（5.51，12.62）	8.94（6.36，13.77）	10.20（7.08，15.00）
平均住院日/天[①]	21.0（15.0，28.0）	21.0（16.0，29.0）	22.0（16.0，29.0）

①数据为$P_{50}（P_{25}, P_{75}）$。

第二节　基于癫痫数据库的癫痫住院患者医疗质量控制指标分析

本部分数据来源于癫痫数据库，对比2019年数据，2020年癫痫发作频率记录率及癫痫相关病因辅助检查完成率等保持稳定，而抗癫痫药物严重不良事件发生率持续下降，存在短板的育龄期女性癫痫患者妊娠宣教执行率则持续上升，但仍需不断提高，提示未来工作重心应侧重在相关指南的发表与推广，以及专业培训的展开，以进一步提高相关医疗服务质量。

一、全国癫痫质量控制指标体系结构

癫痫数据库覆盖了全国31个省份127家三级医疗单位，截至2020年12月31日累计上报病例15 535例，2020年全国共上报癫痫住院患者5 239例，具体

第二部分 神经系统各亚专业医疗质量分析

各省份上报分布情况见表2-2-2-1。

表 2-2-2-1 癫痫数据库上报数据的哨点医院分布情况

省份	2020年上报医院数	2020年上报病例数	累计上报医院医院数	累计上报病例数
安徽	3	49	3	184
北京	1	259	2	366
福建	1	1	1	2
甘肃	3	300	3	781
广东	2	50	2	459
广西	2	76	3	435
贵州	3	181	5	736
海南	1	129	1	559
河北	3	65	3	256
河南	6	609	6	864
黑龙江	2	71	2	407
湖北	0	0	2	22
湖南	1	130	2	197
吉林	0	0	2	122
江苏	2	75	2	272
江西	1	54	3	293
辽宁	2	103	3	250
内蒙古	1	35	2	157
宁夏	1	151	1	176
青海	2	185	3	638
山东	1	9	2	176
山西	1	100	2	150
陕西	2	134	8	627
上海	0	0	2	108
四川	11	1 116	11	4 236
天津	1	8	3	57
西藏	1	90	1	270
新疆	1	46	3	235
云南	7	938	10	1 715
浙江	3	134	3	477
重庆	2	141	4	308
总计	67	5 239	100	15 535

二、全国癫痫质量控制指标体系人口学及卫生经济学特征

2020年癫痫质量控制体系上报28个省份，5 239例患者，基于本年度上报数据统计，住院患者平均年龄34.5岁，中位年龄30.0岁（四分位数18.0，51.0）。男性患者稍多，占比59.11%，86.62%的患者为汉族。2020年癫痫质量控制指标体系上报病例人口学特征见表2-2-2-2。

表2-2-2-2 2020年癫痫数据库住院癫痫患者人口学特征

指标		上报例数	构成比/%
性别	男	3 097	59.11
	女	2 142	40.89
民族	汉族	4 538	86.62
	少数民族	701	13.38
婚姻状态	未婚	2 305	44.00
	已婚	2 609	49.80
	离异	82	1.56
	丧偶	53	1.01
	其他	190	3.63
教育程度	大学、专科或以上	690	13.17
	高中（包括中专）	888	16.95
	初中	988	18.86
	小学	799	15.25
	文盲	255	4.87
	不详	1 619	30.90
职业	国家公务员	56	1.07
	专业技术人员	108	2.06
	职员	369	7.04
	企业管理人员	17	0.33
	工人	234	4.47
	农民	990	18.90
	学生	1 201	22.92
	现役军人	8	0.15
	自由职业者	146	2.79
	个体经营者	83	1.58
	无业人员	410	7.83
	退（离）休人员	349	6.66
	其他	1 268	24.20

续表

指标		上报例数	构成比/%
家庭人均月收入	500元以下	57	1.09
	500~1 000元	232	4.43
	1 001~3 000元	958	18.28
	3 001~5 000元	1 197	22.85
	5 001~10 000元	542	10.34
	10 000元以上	89	1.70
	不详	2 164	41.31

2020年，癫痫住院患者卫生经济学及结局指标见表2-2-2-3，上报病例中位住院天数为6天，平均住院费用为13 845.62元。出院方式以医嘱离院为主。

表2-2-2-3　2020年癫痫数据库癫痫住院患者医疗质量结局指标

指标		数值
住院年龄/岁	平均数	34.50
	$P_{50}(P_{25}, P_{75})$	30（18, 51）
住院日/天	平均数	7.95
	$P_{50}(P_{25}, P_{75})$	6（3, 10）
住院费用/千元	平均数	13 845.62
	$P_{50}(P_{25}, P_{75})$	6 184（2 821, 10 554）
出院方式/%	医嘱离院	96.40
	医嘱转院	0.55
	非医嘱离院	2.58
	死亡	0.11
	其他	0.36

三、癫痫医疗质量控制指标分析

对全国参加质控调查的医院的《神经系统疾病医疗质量控制指标（2020年版）》中的癫痫医疗质量控制指标进行数据采集及分析，主要包括：①癫痫发作频率记录率；②抗癫痫药物规律服用率；③抗癫痫药物严重不良事件发生率；④癫痫患者病因学检查完成率；⑤癫痫患者精神行为共患病筛查率；⑥育龄期女性癫痫患者妊娠宣教执行率。2020年，全国神经内科癫痫质控的6项绩效指标执行情况见表2-2-2-4。

表 2-2-2-4 2020 年癫痫数据库中癫痫医疗质量服务过程绩效指标执行情况

指标	结果[%(n_1/n_2)]
癫痫发作频率记录率	92.90（4 867/5 239）
抗癫痫药物规律服用率	69.47（1 977/2 846）
抗癫痫药物严重不良事件发生率	0.86（50/5 840）
癫痫患者病因学检查完成率	80.03（4 193/5 239）
癫痫患者精神行为共患病筛查率	40.87（2 141/5 239）
育龄期女性癫痫患者妊娠宣教执行率	11.97（143/1 195）

注：n_1 表示适用癫痫医疗服务关键绩效指标并给予执行的患者数量；n_2 表示适用癫痫医疗服务关键绩效指标的患者数量。

从图 2-2-2-1 可直观看出，在内科相关癫痫医疗服务质量指标中，与 2019 年数据对比，2020 年在对育龄期女性癫痫患者提供宣教医疗短板未见明显增长，但在防治抗癫痫药物严重不良事件方面有进步，而在癫痫发作频率记录率、病因学检查完成率及药物服用率等指标中维持了较高的完成率。

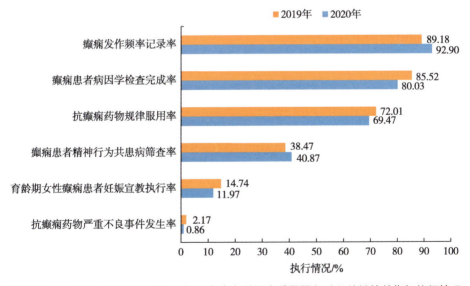

图 2-2-2-1 2019—2020 年癫痫数据库癫痫内科医疗质量服务过程关键绩效指标执行情况

（一）癫痫发作频率记录率

2020 年绝大多数上报病例对癫痫发作类型及其对应频率做了详细记录，执行率为 92.90%，服务质量水平保持平稳。数据显示仍有 7.10% 患者癫痫发作类型及其发作频率未能得到记录。

（二）抗癫痫药物规律服用率

在明确诊断 3 个月以上患者中，近 3 个月规律服用 1 种以上抗癫痫药物的患者占 69.47%。

如图 2-2-2-2 所示，各类常用抗癫痫药物的曾用药人次与近 3 个月规律服药人次之比，保留率均小于 75%。

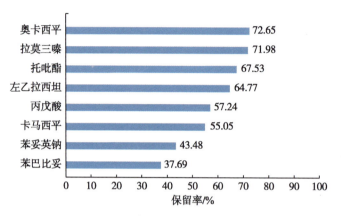

图 2-2-2-2　2020 年癫痫数据库常用抗癫痫药物保留率

（三）抗癫痫药物严重不良事件发生率

各类抗癫痫药物所致严重不良反应事件发生率为 0.86%，呈持续下降趋势。

（四）癫痫患者病因学检查完成率

对 2020 年癫痫质控上报的患者，经统计，完成头颅磁共振成像（MRI）或头颅计算机体层成像（CT）至少一项癫痫病因相关影像学检查的患者占 87.92%，仍有提升空间（图 2-2-2-3）。

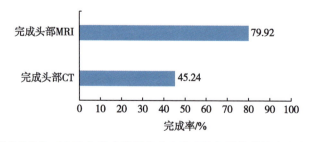

图 2-2-2-3　2020 年癫痫数据库癫痫患者神经影像学检查完成率

经统计完成长程视频脑电图检查或普通脑电图检查至少一次的患者占 89.23%（图 2-2-2-4）。

第二部分　神经系统各亚专业医疗质量分析

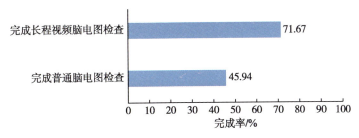

图 2-2-2-4　2020 年癫痫数据库癫痫患者脑电图检查完成率

2020 年完成神经影像学及脑电图检查，即完成病因学检查的患者占 80.03%（图 2-2-2-5）。

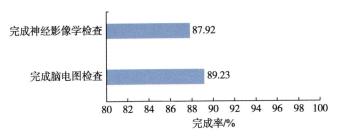

图 2-2-2-5　2020 年癫痫数据库癫痫患者病因学检查完成率

（五）癫痫患者精神行为共患病筛查率

精神和行为障碍是所有癫痫患者及家庭的一个重要担忧和负担，其带来的社会负担及负面影响可能远大于患者癫痫发作造成的负担。共患病的筛查主要包括三个部分：①是否有情绪、心理方面主诉或症状；②是否曾因情绪、心理问题于心理、精神科就诊或住院治疗；③患者是否服用相关药物（图 2-2-2-6，图 2-2-2-7）。尽管较既往初步数据有所提升，约 40% 患者就诊中曾经得到了医务工作者对其心理精神情况或疾病状态进行筛查或问诊，反映我国广大医务工作者对癫痫相关共患疾病的重视程度有待提升。

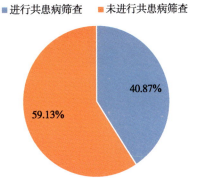

图 2-2-2-6　2020 年癫痫数据库癫痫患者精神行为共患病筛查率

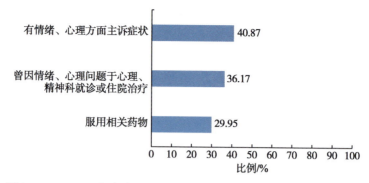

图 2-2-2-7　2020 年癫痫数据库癫痫患者精神行为共患病筛查项目比例

（六）育龄期女性癫痫患者妊娠宣教执行率

2020 年育龄期女性癫痫患者妊娠宣教执行率为 11.97%。仍需进一步提高医务工作者对育龄期癫痫女性患者妊娠教育的必要性的认识，进一步改进癫痫住院患者，特别是女性患者医疗服务质量。

四、癫痫外科住院患者医疗质量控制指标数据分析

本段纳入癫痫数据库在 2020 年上报的 314 例癫痫外科住院患者医疗指标数据，包括：①癫痫患者择期手术在院死亡率；②癫痫患者术后并发症发生率；③癫痫患者术后病理明确率；④出院继续抗癫痫药物治疗率。2020 年，全国神经内科癫痫质控的 4 项绩效指标执行情况见表 2-2-2-5。

表 2-2-2-5　2020 年癫痫数据库癫痫外科医疗质量服务过程绩效指标执行情况

指标	结果 [%(n_1/n_2)]
癫痫患者择期手术在院死亡率	0.32（1/314）
癫痫患者术后并发症发生率	10.19（32/314）
癫痫患者术后病理明确率	57.32（180/314）
出院继续抗癫痫药物治疗率	87.90（276/314）

注：n_1 表示适用癫痫医疗服务关键绩效指标并给予执行的患者数量；n_2 表示适用癫痫医疗服务关键绩效指标的患者数量。

（一）癫痫患者择期手术在院死亡率

死亡率是反映医疗机构癫痫外科医疗治疗质量的终点指标，体现了医疗机

构癫痫外科的综合质量。2020年行癫痫手术患者中无死亡结局患者,择期手术在院死亡合计1人,癫痫患者择期手术在院死亡率为0.32%。

(二)癫痫患者术后并发症发生率

癫痫患者术后可能的并发症包括:脑脊液漏、脑积水、颅内/颅外感染(浅表或深部)、颅内或硬膜外脓肿、缺血性脑血管病、颅内血肿、静脉窦血栓形成、深静脉血栓形成、肺栓塞、肺部感染、代谢紊乱、语言障碍、记忆障碍、偏瘫、精神障碍、视野缺损等。控制术后并发症的发生有利于患者早期恢复和长期预后。

2020年癫痫患者术后并发症发生率为10.19%,较2019年数据下降。

(三)癫痫患者术后病理明确率

癫痫术后病理明确指规范确切的临床病理诊断,包括明确癫痫患者切除病灶的病理诊断为:皮质发育畸形、局灶性皮质发育不良、结节性硬化、海马硬化、灰质异位、肿瘤、软化灶、胶质瘢痕、炎症、血管畸形、感染性病变、非特异性改变等。患者病理结果是后续治疗和预后的基石,明确病理结果,有助于患者长期治疗、随访及教育。2020年癫痫患者术后病理明确率为57.32%,仍待进一步提高。

(四)出院继续抗癫痫药物治疗率

癫痫手术治疗后,患者仍应该在专科医师指导下继续抗癫痫药物治疗至少2年。2020年癫痫术后继续抗癫痫药物治疗率为87.90%。

第三节 基于医院质量监测系统数据库的癫痫持续状态医疗质量分析

惊厥性癫痫持续状态是神经系统的危急重症,年发病率为(10~20)/10万。传统定义认为癫痫持续状态是指:持续癫痫发作超过30分钟,或癫痫反复发作2次以上且发作间歇期意识无法恢复正常。在2015年,国际抗癫痫联盟对这一定义更新后,目前公认癫痫持续状态诊断应考虑两个时间节点:T1,即可能导致持续发作的时间点,超过T1就应该诊断为癫痫持续状态;T2,即可能导致长期后果,包括神经元死亡、神经元损伤、神经网络的改变。针对惊厥性癫痫持续状态,T1为5分钟,T2为30分钟。

第二部分 神经系统各亚专业医疗质量分析

HQMS 数据库纳入了 2019 年病案首页主要诊断代码及其他诊断代码癫痫持续状态疾病诊断（G41）的住院患者的病案首页信息，数据分析均基于出院人次数，对重复入院患者，本节分析纳入了其各次入院的病案首页信息。癫痫数据库分析了《神经系统疾病医疗质量控制指标（2020 年版）》中惊厥性癫痫持续状态相关指标的完成情况。

一、住院患者基线信息与结构评价

2019 年 HQMS 数据库各省份癫痫持续状态出院患者人次情况见图 2-2-3-1，出院人次数量排名前三的省份依次为四川、广东、河南。

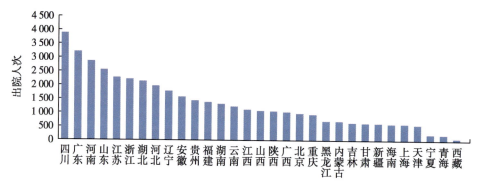

图 2-2-3-1　2019 年医院质量监测系统数据库各省份癫痫持续状态患者出院人次数

2019 年 HQMS 数据库癫痫持续状态出院患者 41 769 人次，2017—2019 年，癫痫持续状态患者人次及性别特征变化趋势见表 2-2-3-1，住院患者性别构成比未见明显变化，以男性患者为主。

表 2-2-3-1　2019 年医院质量监测系统数据库癫痫持续状态出院患者的人次及性别特征变化趋势

指标	2017 年	2018 年	2019 年
总出院人次	29 951	34 925	41 769
男性[n(%)]	18 222（60.84）	21 514（61.60）	25 573（61.22）

2019 年 HQMS 数据库癫痫持续状态患者出院年龄分布情况见图 2-2-3-2，以 1~4 岁患者最多，共有 5 455 人次出院，占比 13.06%。

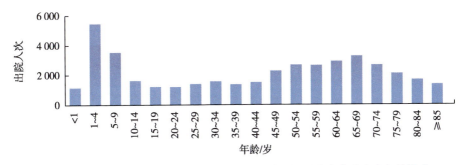

图 2-2-3-2　2019 年医院质量监测系统数据库癫痫持续状态出院患者年龄构成

二、住院患者卫生经济学情况和结局评价

2017—2019 年 HQMS 数据库癫痫持续状态患者次均住院费用及平均住院日变化趋势见表 2-2-3-2。

表 2-2-3-2　2017—2019 年医院质量监测系统数据库癫痫持续状态患者卫生经济学指标变化趋势

指标	2017 年	2018 年	2019 年
总出院人次	29 951	34 925	41 769
次均住院费用/千元[①]	19.86±38.37	20.98±40.65	22.77±49.04
平均自付费用/千元[①]	6.14±20.98	6.71±21.33	7.21±23.53
平均住院日/天[①]	10.8±13.4	10.7±12.6	11.1±19.3

①数据为均数±标准差。

2017—2019 年 HQMS 数据库癫痫持续状态住院患者次均住院费用呈逐年上升趋势，2019 年次均住院费用为 22 768.9 元，次均住院费用较低的省份为西藏、辽宁、甘肃等。2017—2019 年住院费用下降前三的省（市）为西藏、北京和吉林，分别下降 40.51%、11.32%、11.06%。

2017—2019 年 HQMS 数据库各省份癫痫持续状态住院患者次均住院费用变化情况见图 2-2-3-3。

2017—2019 年 HQMS 数据库癫痫持续状态住院患者平均住院日无显著变化，2019 年平均为 11.1 天；平均住院日较低的省份为西藏、山东、吉林等。2017—2019 年平均住院日下降前三的省份为西藏、宁夏、贵州，分别下降了 42.34%、21.24%、17.07%。

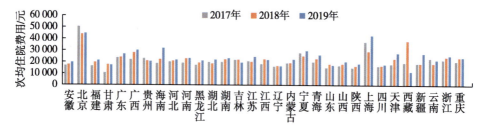

图 2-2-3-3　2017—2019 年医院质量监测系统数据库癫痫持续状态住院患者次均住院费用变化

2017—2019 年 HQMS 数据库各省份癫痫持续状态住院患者平均住院日情况见图 2-2-3-4。

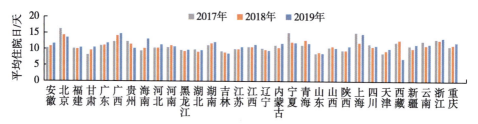

图 2-2-3-4　2017—2019 年医院质量监测系统数据库癫痫持续状态住院患者平均住院日变化

2019 年 HQMS 数据库癫痫持续状态出院患者医疗费用支付方式构成见表 2-2-3-3，我国癫痫持续状态出院患者支付方式以国家基本医疗保险（新型农村合作医疗保险、城镇职工基本医疗保险、城乡居民基本医疗保险）为主。2017—2019 年国家基本医疗保险支付患者占比分别为 64.9%、67.8% 和 70.8%，覆盖率呈逐年上升趋势。

表 2-2-3-3　2017—2019 年医院质量监测系统数据库癫痫持续状态出院患者医疗费用支付方式构成情况[n(%)]

医疗费用支付方式	2017 年	2018 年	2019 年
城镇职工基本医疗保险	6 468(21.6)	7 682(22.0)	8 879(21.3)
城乡居民基本医疗保险	5 985(20.0)	9 312(26.7)	13 231(31.7)
新型农村合作医疗保险	6 993(23.3)	6 665(19.1)	7 448(17.8)
贫困救助	233(0.8)	404(1.2)	566(1.4)
商业医疗保险	139(0.5)	201(0.6)	171(0.4)
全公费	672(2.2)	632(1.8)	447(1.1)
全自费	5 890(19.7)	6 452(18.5)	6 968(16.7)
其他社会保险	588(2.0)	584(1.7)	837(2.0)
其他	2 983(10.0)	2 993(8.6)	3 222(7.7)

2017—2019 年 HQMS 数据库癫痫持续状态患者医疗费用支付方式中城镇职工基本医疗保险占比变化趋势见图 2-2-3-5。

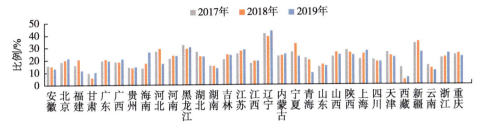

图 2-2-3-5　2017—2019 年医院质量监测系统数据库癫痫持续状态患者医疗费用支付方式中城镇职工基本医疗保险占比变化

2017—2019 年 HQMS 数据库癫痫持续状态患者医疗费用支付方式中城乡居民基本医疗保险占比变化趋势如图 2-2-3-6 所示。

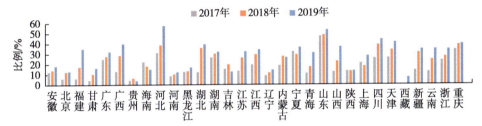

图 2-2-3-6　2017—2019 年医院质量监测系统数据库癫痫持续状态患者医疗费用支付方式中城乡居民基本医疗保险占比变化

2017—2019 年 HQMS 数据库癫痫持续状态患者医疗费用支付方式中新型农村合作医疗保险占比变化趋势见图 2-2-3-7。

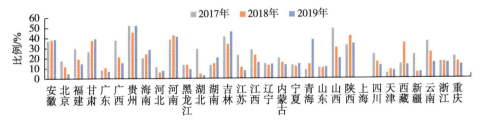

图 2-2-3-7　2017—2019 年医院质量监测系统数据库癫痫持续状态患者医疗费用支付方式中新型农村合作医疗保险占比变化

2017—2019 年 HQMS 数据库癫痫患者医疗费用支付方式中基本医疗保险占比变化趋势见图 2-2-3-8。

35

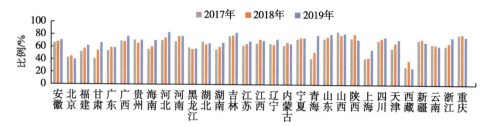

图 2-2-3-8 2017—2019 年医院质量监测系统数据库癫痫持续状态患者医疗费用支付方式中基本医疗保险占比变化

三、住院患者共患疾病情况

2017—2019 年 HQMS 数据库癫痫持续状态住院患者常见的前十位共患疾病诊断见表 2-2-3-4，其诊断频率排序保持稳定，癫痫是最常见的出院合并诊断，呈逐年升高趋势，这提示癫痫患者不规律服药可能是我国癫痫持续状态患者入院住院的主要诱因之一，针对癫痫患者或其照料者进行规律服药相关的宣教将显著减少这类可控制病因所致癫痫持续状态。

表 2-2-3-4 2017—2019 年医院质量监测系统数据库癫痫持续状态出院患者出院共患疾病诊断情况 [n(%)]

2017 年		2018 年		2019 年	
合并诊断及 ICD-10 编码	出院人次	合并诊断及 ICD-10 编码	出院人次	合并诊断及 ICD-10 编码	出院人次
癫痫 G40	8 385（28.00）	癫痫 G40	9 926（28.42）	液体-电解质及酸碱平衡的其他紊乱 E87	13 406（32.10）
液体-电解质及酸碱平衡紊乱 E87	7 799（26.04）	液体-电解质及酸碱平衡紊乱 E87	9 773（27.98）	癫痫 G40	12 384（29.65）
原发性高血压 I10	7 308（24.4）	原发性高血压 I10	8 679（24.85）	原发性高血压 I10	10 762（25.77）
呼吸相关疾病 J98	6 124（20.45）	呼吸相关疾病 J98	7 343（21.03）	呼吸相关疾病 J98	8 495（20.34）
脑梗死 I63	5 590（18.66）	脑梗死 I63	6 582（18.85）	脑梗死 I63	8 116（19.43）
脑血管病后遗症 I69	4 027（13.45）	脑血管病后遗症 I69	4 938（14.14）	脑血管病后遗症 I69	6 374（15.26）
肺炎 J18	3 193（10.66）	肺炎 J18	4 057（11.62）	肺炎 J18	5 670（13.57）

续表

2017年 合并诊断及 ICD-10 编码	出院人次	2018年 合并诊断及 ICD-10 编码	出院人次	2019年 合并诊断及 ICD-10 编码	出院人次
2型糖尿病 E11	3 126（10.44）	2型糖尿病 E11	3 605（10.32）	2型糖尿病 E11	4 559（10.91）
颅内疾病 G93	2 281（7.62）	糖蛋白代谢紊乱 E77	2 919（8.36）	糖蛋白代谢紊乱 E77	4 058（9.72）
慢性缺血性心脏病 I25	2 262（7.55）	颅内疾病 G93	2 798（8.01）	呼吸衰竭 J96	3 726（8.92）

注：ICD-10，国际疾病分类第十版。

同时统计癫痫持续状态出院患者中重点关注的14种共患疾病诊断：癫痫（G40）、高血压（I10）、脑梗死（I63）、糖尿病（E10+E11）、血脂异常（E78.0～E78.5）、呼吸衰竭（J96）、恶性肿瘤（C00～C97）、上呼吸道感染（J06）、帕金森病（G20）、焦虑症（F41）、急性肾衰竭（N17.90）、慢性肾衰竭（N18）、妊娠（O26.9）、脑炎及脑脊髓炎（G04），见表2-2-3-5。

表2-2-3-5 2017—2019年医院质量监测系统数据库癫痫持续状态出院患者出院重点关注共患疾病诊断情况[n（%）]

重点关注共患疾病	2017年	2018年	2019年
癫痫	7 924（26.46）	9 338（26.74）	11 552（27.66）
高血压	7 220（24.11）	8 610（24.65）	10 686（25.58）
脑梗死	5 364（17.91）	6 311（18.07）	7 798（18.67）
糖尿病	2 564（8.56）	3 217（9.21）	4 024（9.63）
呼吸衰竭	2 055（6.86）	2 624（7.51）	3 709（8.88）
上呼吸道感染	1 934（6.46）	2 301（6.59）	2 751（6.59）
血脂异常	2 564（8.56）	3 217（9.21）	2 450（5.87）
脑炎及脑脊髓炎	923（3.08）	1 157（3.31）	1 582（3.79）
恶性肿瘤	820（2.74）	1 021（2.92）	1 375（3.29）
慢性肾衰竭	532（1.78）	663（1.90）	879（2.10）
急性肾衰竭	222（0.74）	264（0.76）	356（0.85）
帕金森病	190（0.63）	254（0.73）	301（0.72）
焦虑症	124（0.41）	157（0.45）	208（0.50）
妊娠	19（0.06）	32（0.09）	41（0.10）

2019年癫痫持续状态合并癫痫患者共有11 552人次,年龄分层见图2-2-3-9,1~4岁年龄段癫痫持续状态合并癫痫患者最多,共上报2 438例。

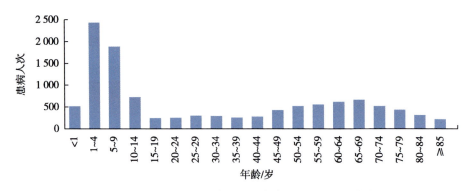

图2-2-3-9　2019年医院质量监测系统数据库癫痫持续状态合并癫痫患者年龄分层

2019年HQMS数据库癫痫持续状态合并癫痫患者患病率的年龄分层见图2-2-3-10,5~9岁为癫痫持续状态合并癫痫率最高的年龄段,共上报3 546例患者,其中合并癫痫患者1 888例,合并癫痫率为53.24%。

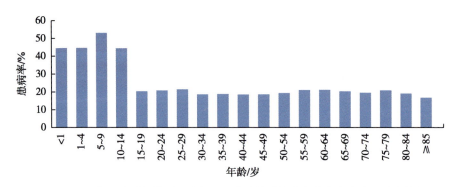

图2-2-3-10　2019年医院质量监测系统数据库癫痫持续状态患者合并癫痫患病率的年龄分层

四、住院死亡患者分析

2019年HQMS数据库癫痫持续状态住院死亡患者1 431例(图2-2-3-11),2017—2019年全国癫痫持续状态住院患者在院死亡率由3.15%升至3.43%,死亡患者以男性为主(占比63.0%)。

如图2-2-3-12所示,2019年HQMS数据库癫痫持续状态住院患者在院病死率较低的省份为西藏、甘肃、福建。2019 年西藏共上报 82 例癫痫持续状态病例,未报死亡病例。

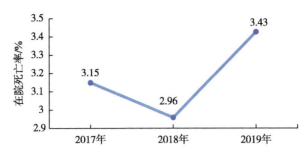

图 2-2-3-11　2017—2019 年医院质量监测系统数据库癫痫持续状态住院患者在院死亡率

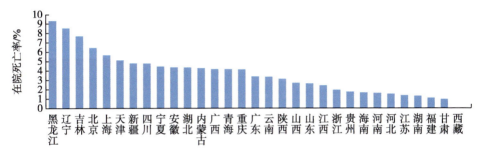

图 2-2-3-12　2019 年医院质量监测系统数据库各省份癫痫持续状态住院患者在院死亡率

如图 2-2-3-13 所示,癫痫持续状态住院患者在院死亡最多发生于≥85 岁年龄区间,在院死亡例数随年龄升高逐渐增多。

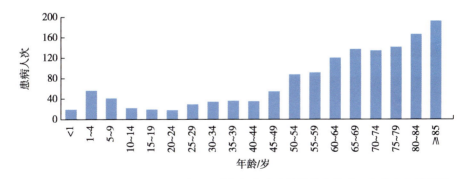

图 2-2-3-13　2019 年医院质量监测系统数据库癫痫持续状态住院死亡患者年龄分层

如图 2-2-3-14 所示,癫痫持续状态住院患者在院死亡率最高的为≥85 岁年龄区间。

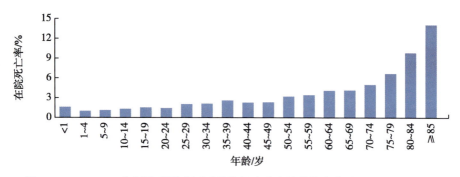

图 2-2-3-14　2019 年医院质量监测系统数据库癫痫持续状态在院死亡率年龄分层

第四节　基于癫痫数据库的癫痫持续状态住院患者医疗质量控制指标分析

在借鉴国内外癫痫持续状态指南，2 次广泛征求国内外专家意见，初步制定 10 项专业指标后，2019 年 9 月，基于癫痫医疗质量控制平台的癫痫持续状态医疗质量指标上报系统正式开放，截至 2020 年 12 月 31 日，共有 31 个省份 127 家试点医院参与，为我国住院惊厥性癫痫持续状态患者医疗质量现状提供了医疗服务过程的可靠数据。在此基础上，国家卫生健康委员会组织癫痫亚专科内、外科专家及神经重症质控专家提出了 10 项惊厥性癫痫持续状态医疗质量控制指标，经多次论证，于 2020 年 1 月由国家卫生健康委员会办公厅印发全国各级卫生健康行政部门相关专业质控中心和医疗机构。

本部分数据来源于癫痫数据库，截至 2020 年 12 月 31 日累计 15 个省、市、自治区上报病例 134 例，具体各省份上报分布情况见表 2-2-4-1。

表 2-2-4-1　2020 年癫痫数据库癫痫持续状态质量控制指标体系建设医院分布情况

省份	2020 年累计上报医院数	2020 年累计上报病例数
甘肃	1	7
广西	1	4
贵州	1	3
河北	3	3
河南	1	2
黑龙江	1	1

续表

省份	2020年累计上报医院数	2020年累计上报病例数
吉林	1	4
江西	1	2
内蒙古	1	16
宁夏	1	11
陕西	2	4
四川	8	35
云南	1	8
浙江	1	1
重庆	1	33
总计	25	134

基于癫痫数据库2020年上报数据统计，住院患者平均年龄47.49岁，中位年龄51.50岁（四分位数27，67.25）。男性患者稍多，占比65.67%，91.04%患者为汉族。2020年癫痫持续状态质量控制指标病例人口学特征见表2-2-4-2。

表2-2-4-2　2020年癫痫数据库住院癫痫持续状态患者人口学特征

指标		上报例数	构成比/%
性别	男	88	65.67
	女	46	34.33
民族	汉族	122	91.04
	少数民族	12	8.96
婚姻状态	未婚	34	25.37
	已婚	94	70.15
	离异	3	2.24
	丧偶	3	2.24
	其他	0	0.00
教育程度	大学、专科或以上	9	6.72
	高中（包括中专）	16	11.94
	初中	8	5.97
	小学	12	8.96
	文盲	7	5.22
	不详	82	61.19
职业	国家公务员	0	0.00
	专业技术人员	1	0.74
	职员	6	4.47

续表

指标		上报例数	构成比 /%
	企业管理人员	0	0.00
	工人	3	2.24
	农民	22	16.42
	学生	16	11.94
	现役军人	0	0.00
	自由职业者	1	0.75
	个体经营者	1	0.75
	无业人员	16	11.94
	退(离)休人员	16	11.94
	其他	52	38.81
家庭人均月收入	500 元以下	3	2.24
	500~1 000 元	4	2.98
	1 001~3 000 元	15	11.19
	3 001~5 000 元	16	11.94
	5 001~10 000 元	6	4.48
	10 000 元以上	1	0.75
	不详	89	66.42

2020 年癫痫数据库癫痫持续状态住院患者卫生经济学及结局指标见表 2-2-4-3，上报病例中位住院天数为 11.0 天，平均住院费用为 34 035.09 元。出院方式以医嘱离院为主。

表 2-2-4-3　2020 年癫痫数据库癫痫持续状态住院患者医疗质量结局指标

指标		数值
住院年龄 / 岁	平均数	47.49
	$P_{50}(P_{25}, P_{75})$	51.50（27，67.25）
住院日 / 天	平均数	15.21
	$P_{50}(P_{25}, P_{75})$	11.0（5.0，17.0）
住院费用 / 千元	平均数	34 035.09
	$P_{50}(P_{25}, P_{75})$	15 559.00（9 403.25，30 897.75）
出院方式 /%	医嘱离院	82.09
	医嘱转院	4.48
	非医嘱离院	9.69
	死亡	2.99
	其他	0.75

第三章　吉兰-巴雷综合征医疗质量分析

本章数据均来源于 HQMS 数据库。

吉兰-巴雷综合征（Guillain-Barré syndrome，GBS）是以周围神经和神经根的脱髓鞘病变及小血管炎性细胞浸润为病理特点的自身免疫性周围神经病。男性略多见，各年龄组均可发病。GBS 病因尚不明确，约 70% 的 GBS 患者发病前 8 周内有前驱感染史，通常见于病前 1~2 周，少数患者有手术史或疫苗接种史；临床表现多样，包括急性炎性脱髓鞘性多发神经病（AIDP）、急性运动轴索性神经病、急性运动感觉轴索性神经病、米勒-费希尔综合征（Miller-Fisher 综合征）等。我国尚无大规模的流行病学资料，国外一般认为本病无明显季节性，我国 GBS 发病似有地区和季节流行趋势。同其他神经变性病相比，患者可出现急性对称性弛缓性肢体瘫痪，造成运动功能障碍。提高现有医疗质量、早期规范化诊治，对改善患者生活质量、减缓致残、减轻家庭社会经济负担具有重要意义。本章通过国家 HQMS 平台登记的病案首页信息，汇总分析了 GBS 的诊治现状，以期为规范 GBS 的诊治提供方向。

本次分析的第一部分首先列出了 2016—2019 年 GBS 住院患者基本情况，第二部分分析了患者的住院科别、合并疾病、年龄分布等情况，可为临床关心的问题提供全国性的数据支持。

一、2016—2019 年住院患者一般情况分析

（一）GBS 住院人数及变化情况

2016—2019 年 HQMS 数据库 GBS 住院人次见图 2-3-0-1，每年住院人次在 8 600~12 000，逐年增加。

2016—2019 年，山东、广东住院患者最多，可能与这些地区参与质控的医院数量以及人口数量、发病率等有关。数据显示，大多数省份住院人次逐年增加。这种趋势可能与就医条件改善，人们对该病认知度增加有关。

第二部分　神经系统各亚专业医疗质量分析

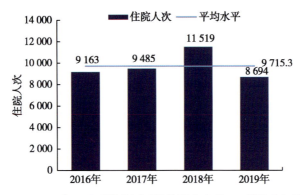

图 2-3-0-1　2016—2019 年医院质量监测系统数据库吉兰 - 巴雷综合征住院人次的变化

（二）GBS 患者平均年龄的变化

2016—2018 年，GBS 患者的平均年龄逐渐增加，从 50.99 岁增加到 51.94 岁，2019 年稍有下降（图 2-3-0-2）。GBS 住院患者平均年龄增加主要和两方面的因素有关：一是人口老龄化，二是经济发展、经济条件的改善使得患者就诊数量增加。

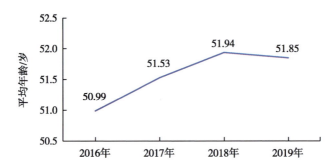

图 2-3-0-2　2016—2019 年医院质量监测系统数据库吉兰 - 巴雷综合征患者平均年龄的变化

（三）GBS 患者平均住院日的年度变化

GBS 患者的平均住院日逐年下降，这主要与目前全国各地医院对 GBS 的认知度增加、诊断水平上升有关（图 2-3-0-3）。

（四）GBS 患者性别情况

图 2-3-0-4 显示了 2016—2019 年首次因 GBS 住院的男女患者人数及性别比例的变化情况。患者性别比例在 1.49～2.35 波动，GBS 男性患者多于女性。

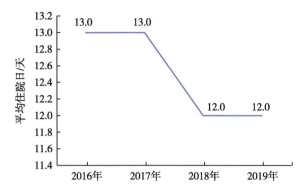

图 2-3-0-3　2016—2019 年医院质量监测系统数据库吉兰 - 巴雷综合征患者平均住院日的变化

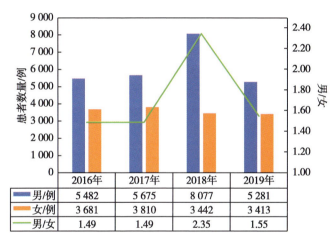

图 2-3-0-4　2016—2019 年医院质量监测系统数据库各年度吉兰 - 巴雷综合征患者性别分布情况

（五）GBS 患者住院费用

2016—2019 年，GBS 患者人均住院费用、人均自付费用变化不大，但人均自费比例有下降趋势，可能与国家医疗保险政策配套支持有关（图 2-3-0-5）。

2016—2019 年 GBS 患者付费方式变化见图 2-3-0-6，患者支付方式中全自费、其他社会保险的比例逐年下降，而城镇居民基本医疗保险（城镇职工基本医疗保险 + 城乡居民基本医疗保险）、贫困救助的比例逐年升高，得益于国家医疗保险政策保障及社会对 GBS 患者的支持。新型农村合作医疗保险的比例减少，与部分新型农村合作医疗保险转为其他类型医疗保险有关。

45

第二部分 神经系统各亚专业医疗质量分析

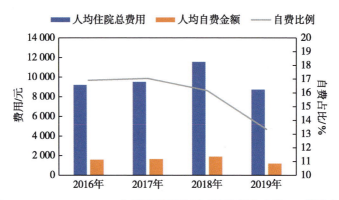

图 2-3-0-5　2016—2019 年医院质量监测系统数据库吉兰-巴雷综合征患者住院总人均费用及自费情况

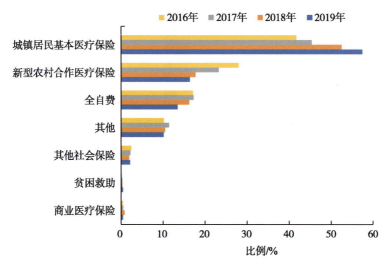

图 2-3-0-6　2016—2019 年医院质量监测系统数据库吉兰-巴雷综合征患者付费方式的变化

二、2019 年住院患者年龄分布、共患病及死亡情况分析

2019 年共有 8 694 例 GBS 患者首次住院，其年龄分布见图 2-3-0-7，平均年龄为 51.8 岁，其中女性占比为 60.74%。GBS 发病呈急性或亚急性，在数小时或短短数天后无力，从下肢上升至躯干、上肢或累及脑神经。通常在发病早期数天内患者即出现腱反射消失，部分患者轻度肌萎缩，长期卧床可出现失用性肌萎缩。除极少数复发病例，所有类型患者均呈单相病程，多在发病 4 周时肌无

力开始恢复,致死率低,患者多因其他合并疾病死亡,2019年HQMS数据中,有89例患者死亡,其死亡科室多为神经内科和重症医学科等相关科室(图2-3-0-8)。死亡患者年龄分布见图2-3-0-9。图2-3-0-10显示了死亡患者常出现的合并诊断的情况,与所有GBS患者的合并疾病相差较大,多为疾病终末状态易出现的合并症,包括电解质紊乱、呼吸循环衰竭等。而GBS患者整体最常见的合并症为高血压、脑血管疾病、血脂紊乱、糖尿病等(图2-3-0-11)。图2-3-0-12显示了不同季节GBS的发病人数,多集中在春秋季。

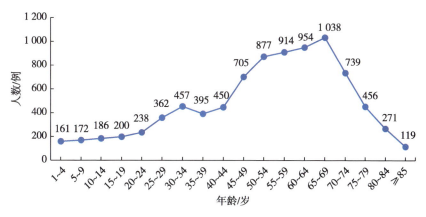

图2-3-0-7 2019年医院质量监测系统数据库吉兰-巴雷综合征首次住院患者年龄分布情况

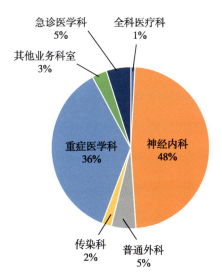

图2-3-0-8 2019年医院质量监测系统数据库吉兰-巴雷综合征死亡患者科室分布

第二部分　神经系统各亚专业医疗质量分析

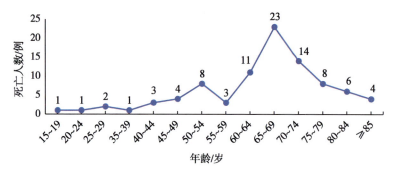

图 2-3-0-9　2019 年医院质量监测系统数据库吉兰 - 巴雷综合征死亡患者的年龄构成

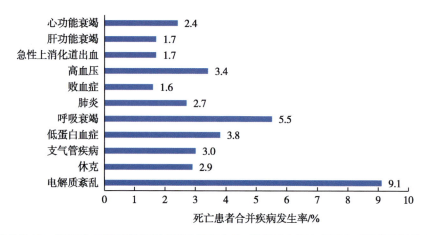

图 2-3-0-10　2019 年医院质量监测系统数据库吉兰 - 巴雷综合征患者死亡时最常伴随的疾病

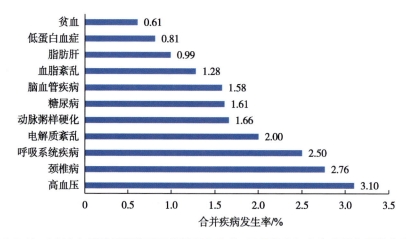

图 2-3-0-11　2019 年医院质量监测系统数据库吉兰 - 巴雷综合征患者容易合并的疾病种类

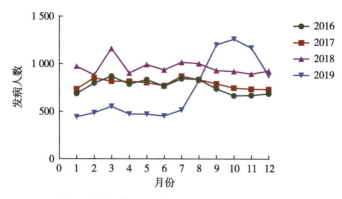

图 2-3-0-12 2019 年医院质量监测系统数据库吉兰 - 巴雷综合征不同季节发病人数

第四章 帕金森病医疗质量分析

帕金森病是一种常见的神经系统退行性疾病,主要以黑质多巴胺能神经元进行性退变和路易小体形成的病理变化,纹状体区多巴胺递质降低、多巴胺与乙酰胆碱递质失平衡的生化改变,震颤、肌强直、动作迟缓、姿势平衡障碍的运动症状,以及睡眠障碍、嗅觉障碍、自主神经功能障碍、认知和精神障碍等非运动症状的临床表现为显著特征。在欧美国家,60 岁以上人群帕金森病患病率为 1%,80 岁以上超过 4%。在我国 65 岁以上人群的患病率为 1.7%。本章数据均来源于 HQMS 数据库,汇总分析了帕金森病诊治现状,为规范帕金森病诊治提供方向。

数据分析主要包括近 2016—2019 年帕金森病住院患者一般情况、住院时长、住院负担和死亡等情况,为临床关心问题提供全国性数据支持。

一、住院人数及变化情况

2016—2019 年 HQMS 数据库分析显示,帕金森病住院人次基本保持逐年增加,2019 年稍有回落。各年度住院人次见图 2-4-0-1。

2016—2019 年住院帕金森病患者较多省份包括四川、广东、江苏、山东、浙江,可能与这些地区参与质控的医院数量及人口数量、发病率等有关。大多数省份住院人次逐年增加,这种趋势可能与就医条件改善、人们对该病认知度增加有关。

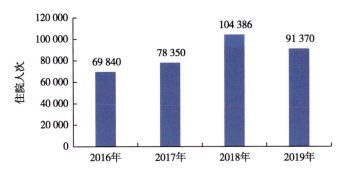

图 2-4-0-1 2016—2019 年医院质量监测系统数据库帕金森病住院人次的变化

二、平均年龄的变化

帕金森病住院患者平均年龄呈增加趋势,从 2016 年平均 71.9 岁增加到 2019 年平均 72.5 岁(图 2-4-0-2)。帕金森病住院患者平均年龄增加可能与人口老龄化有关。

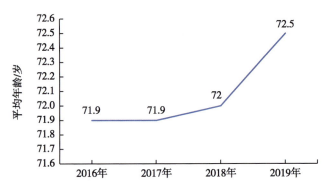

图 2-4-0-2 2016—2019 年医院质量监测系统数据库帕金森病住院患者平均年龄的变化

三、平均住院日的年度变化

2016—2019 年 HQMS 数据库帕金森病患者平均住院日基本保持逐年下降趋势,2019 年稍有回升。平均住院时长从 2016 年平均 12.39 天降至 2019 年平均 11.6 天,住院时间中位数从 2016 年 10 天降至 2019 年 9 天,这可能与帕金森病的诊断水平提高、治疗策略更为有效以及国家绩效考核对住院时长的要求有关(图 2-4-0-3)。

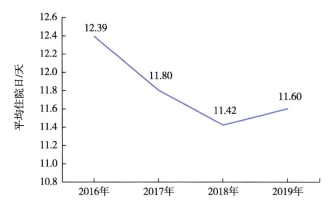

图 2-4-0-3　2016—2019 年医院质量监测系统数据库帕金森病住院患者平均住院时长的变化

四、住院费用的变化

2016—2019 年,帕金森病患者住院总费用基本保持不变(图 2-4-0-4)。但人均自费金额比例保持逐年下降趋势(图 2-4-0-5),可能与治疗方案的选择、国家医疗保险政策配套支持有关。

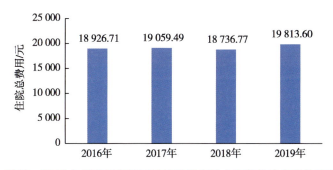

图 2-4-0-4　2016—2019 年医院质量监测系统数据库帕金森病住院患者住院总费用的变化

2016—2019 年 HQMS 数据库帕金森病患者付费方式的变化见图 2-4-0-6。患者支付方式为全自费的比例逐年下降,而城镇居民基本医疗保险(城镇职工基本医疗保险+城乡居民基本医疗保险)、贫困救助的比例逐年升高,得益于国家医疗保险政策保障及社会对帕金森病患者的支持。新型农村合作医疗保险的比例减少,与部分新型农村合作医疗保险转为其他类型医疗保险有关。

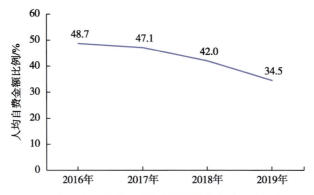

图 2-4-0-5 2016—2019 年医院质量监测系统数据库帕金森病住院患者人均自费比例的变化

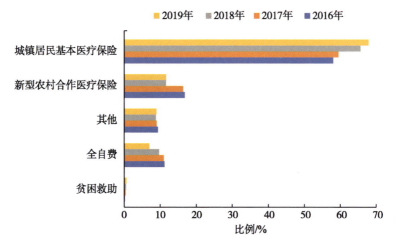

图 2-4-0-6 2016—2019 年医院质量监测系统数据库帕金森病住院患者付费方式的变化

帕金森病住院患者的花费多集中在西药费、实验室诊断费和影像学诊断费（图 2-4-0-7）。其中西药费占比最高，2016 年住院患者人均西药费为 5 855.94 元，2019 年住院患者人均西药费为 4 420.2 元，下降明显。这可能与药物治疗方案的优化和国家绩效考核的相关要求有关。而实验室诊断费和影像学诊断费则逐年增加，这与帕金森病相关实验室和影像学检测技术不断发展进步有关。

2016—2019 年 HQMS 数据库帕金森病住院患者手术治疗费用逐年增加（图 2-4-0-8），2016 年住院患者人均手术治疗费为 2 442.76 元，而 2019 年人均手术治疗费为 3 219.4 元。这可能与近年来帕金森病的脑深部电刺激（DBS）疗法在我国逐渐普及有关。

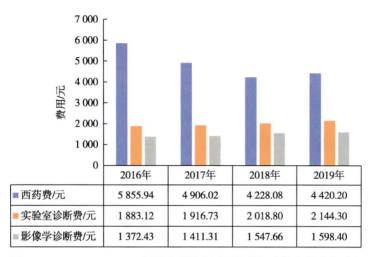

图 2-4-0-7　2016—2019 年医院质量监测系统数据库帕金森病住院患者西药费、实验室诊断费和影像学诊断费的变化

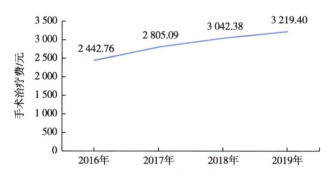

图 2-4-0-8　2016—2019 年医院质量监测系统数据库帕金森病住院患者手术治疗费的变化

五、住院死亡率的变化

2016—2019 年 HQMS 数据库帕金森病患者住院死亡率保持逐年下降趋势（图 2-4-0-9），2019 年略有回升。2016 年住院死亡率为 1.9%，而 2019 年住院死亡率为 1.3%。住院死亡率的下降反映出我国医疗机构对帕金森病综合治疗与护理水平的不断提高。

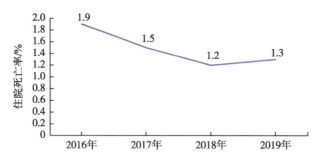

图 2-4-0-9 2016—2019 年医院质量监测系统数据库帕金森病住院患者住院死亡率的变化

第五章　阿尔茨海默病医疗质量分析

阿尔茨海默病（Alzheimer disease，AD）是最常见的痴呆疾病，占 60%～80% 的病例，是人口老龄化最大的挑战之一。近年来全球人口均面临着老龄化危机，随着人口寿命延长，阿尔茨海默病的患病率也在逐年增加。阿尔茨海默病最常见的类型为晚发的散发型，也有早发的家族性阿尔茨海默病。根据世界卫生组织的数据，2015 年全球患有认知障碍性疾病的人数估计为 4 700 万人。随着人口老龄化，2030 年这一数字可能达到 7 500 万人，2050 年将达到 1.3 亿人。阿尔茨海默病是 65 岁及以上人群的第五大死因。2010 年，65 岁及以上的阿尔茨海默病患者死亡占所有老年人死亡的 32%。到 2050 年，预计将占所有老年人死亡的 43%。阿尔茨海默病是一种退行性神经变性类疾病，主要影响患者的认知功能，包括记忆、计算、注意、定向等各个方面，可出现失语症（语言障碍）、失用症（尽管有正常的运动功能，但无法执行运动任务）、失认症（尽管有正常的感官知觉，但无法识别个人或物体）、执行功能障碍（缺乏计划、组织、排序或抽象能力）和空间定向障碍。也可导致患者的人格或行为改变等，严重发展到全面性痴呆。阿尔茨海默病导致患者生活能力减退，严重影响患者及家人的生活质量。

本章数据均来源于 HQMS 数据库，分析 2019 年病案首页主要诊断代码及其他诊断代码包含阿尔茨海默病（G30）诊断的住院患者的病案首页信息，并与2016—2018年的数据进行对比分析。本节分析纳入了入院患者病案首页信息，为临床关心的问题提供全国性数据支持。

一、出院人数及地区分布情况

2016—2019年HQMS数据库分析显示，阿尔茨海默病患者的出院人次逐年增加，2019年总出院人次为119 834。2016—2019年出院人次趋势见图2-5-0-1。

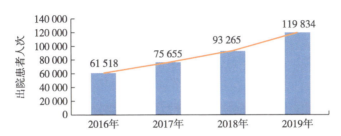

图2-5-0-1　2016—2019年医院质量监测系统数据库阿尔茨海默病出院患者人次变化趋势

2016—2018年阿尔茨海默病出院人数呈现增加的趋势。2019年与2018年相比，出院人数下降，达到38 559人。2016—2019年出院人数趋势见图2-5-0-2。

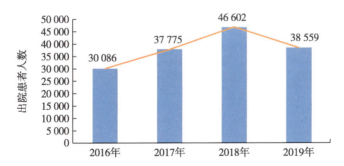

图2-5-0-2　2016—2019年医院质量监测系统数据库阿尔茨海默病出院患者人数变化趋势

2016—2019年阿尔茨海默病出院人数趋势见图2-5-0-3。2019年出院人数排名前三的省份为浙江、四川、广东。

第二部分 神经系统各亚专业医疗质量分析

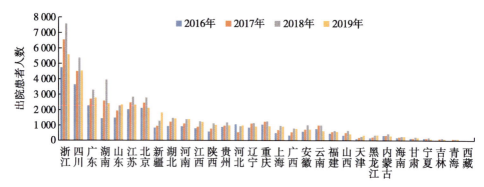

图 2-5-0-3　2016—2019 年医院质量监测系统数据库阿尔茨海默病出院患者地区分布

二、年龄及性别情况

2016—2019 年阿尔茨海默病出院患者的年龄分布趋势见图 2-5-0-4。以 75～89 岁为高发住院年龄。

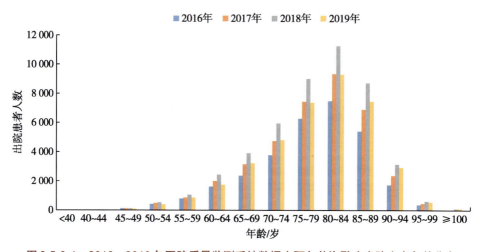

图 2-5-0-4　2016—2019 年医院质量监测系统数据库阿尔茨海默病出院患者年龄分布

2016—2019 年阿尔茨海默病出院患者的性别分布趋势见图 2-5-0-5，可见女性患者占比较高，患者女/男比例波动在 1.04～1.08。

2019 年阿尔茨海默病出院患者的基本情况见表 2-5-0-1。

第二部分　神经系统各亚专业医疗质量分析

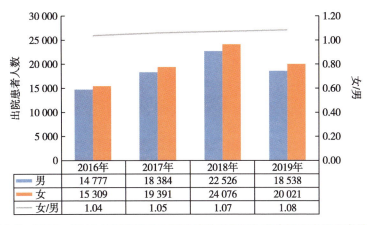

图 2-5-0-5　2016—2019 年医院质量监测系统数据库阿尔茨海默病出院患者性别比例

表 2-5-0-1　2019 年全国阿尔茨海默病患者基线信息

基本信息	上报例数	构成比 /%
民族		
汉族	36 619	94.97
其他	1 940	5.03
婚姻状况		
未婚	512	1.33
已婚	30 607	79.38
丧偶	5 443	14.11
离异	1 225	3.18
其他	772	2.00
职业类型		
国家公务员	352	0.91
专业技术人员	302	0.78
职员	293	0.76
企业管理人员	64	0.17
工人	946	2.45
农民	5 497	14.26
现役军人	18	0.05
自由职业者	349	0.91
个体经营者	69	0.18
无业人员	2 415	6.26
退（离）休人员	17 965	46.59
其他	10 289	26.68

三、医疗保险支付类型、费用及住院时长和科室分布情况

2019年阿尔茨海默病出院患者的医疗保险情况分类见图2-5-0-6。

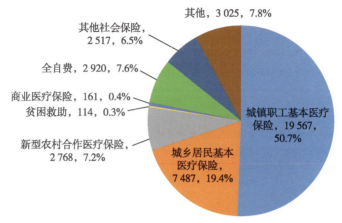

图2-5-0-6　2019年医院质量监测系统数据库阿尔茨海默病出院患者医疗保险类型分布情况

2016—2019年阿尔茨海默病出院患者的人均住院总费用及人均自付费用变化情况见图2-5-0-7。2016—2019年阿尔茨海默病出院患者人均住院总费用在20 540.81~21 814.85元,人均自付费用逐年减少,从2016年的8 874.44元减少至2019年8 035.72元。

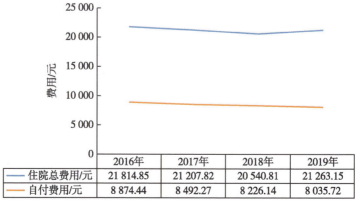

图2-5-0-7　2016—2019年医院质量监测系统数据库阿尔茨海默病出院患者住院总费用和自付费用变化情况

2016—2019年阿尔茨海默病出院患者的住院天数见图2-5-0-8。

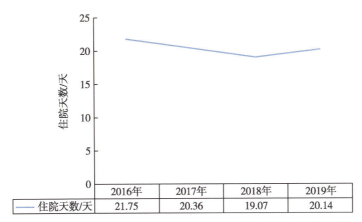

图2-5-0-8　2016—2019年医院质量监测系统数据库阿尔茨海默病出院患者住院天数变化情况

2016—2019年阿尔茨海默病出院患者的住院科室分布见图2-5-0-9。住院科室前三分别为内科、神经内科和外科。

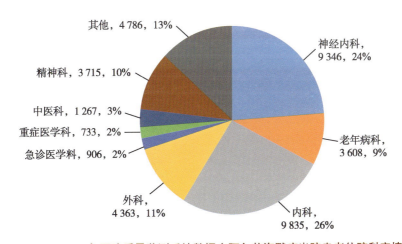

图2-5-0-9　2019年医院质量监测系统数据库阿尔茨海默病出院患者住院科室情况

2016—2019年阿尔茨海默病出院患者的入科方式见图2-5-0-10。大部分阿尔茨海默病住院患者通过门诊途径入院，占比70.56%，其次是急诊途径，占25.02%。

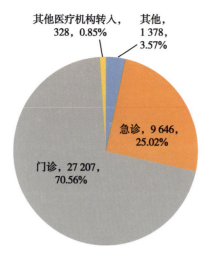

图 2-5-0-10　2019年医院质量监测系统数据库阿尔茨海默病出院患者住院入科方式

四、共患病情况

2016—2019年阿尔茨海默病出院患者常见的共患病前10排名见图2-5-0-11。最常见的为高血压,其次为脑梗死、2型糖尿病以及慢性缺血性心脏病。

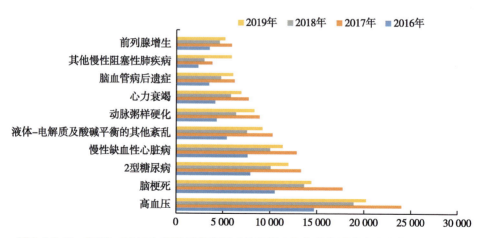

图 2-5-0-11　2016—2019年医院质量监测系统数据库阿尔茨海默病出院患者共患病情况

五、阿尔茨海默病住院患者死亡情况

2016—2019年阿尔茨海默病住院患者死亡人数及死亡率变化情况见

图2-5-0-12。2019年住院患者死亡人数为1 118例。自2016—2019年死亡率逐渐下降,从2016年的37.19‰下降至2019年的28.99‰。

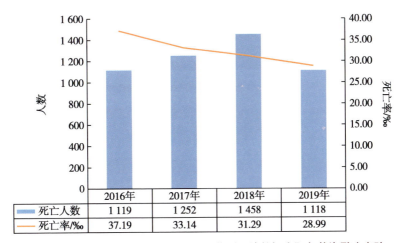

图2-5-0-12　2016—2019年医院质量监测系统数据库阿尔茨海默病出院患者死亡率变化情况

2019年阿尔茨海默病住院死亡患者入院途径见图2-5-0-13。死亡患者入院方式以门诊、急诊为主,且比例分别为49.37%及46.06%。

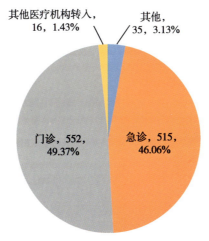

图2-5-0-13　2019年医院质量监测系统数据库阿尔茨海默病住院死亡患者入院途径

2019年阿尔茨海默病住院死亡患者科室分布情况见图2-5-0-14。

第二部分 神经系统各亚专业医疗质量分析

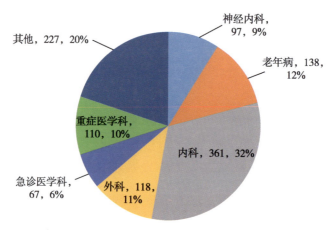

图 2-5-0-14　2019 年医院质量监测系统数据库阿尔茨海默病住院死亡患者科室分布情况

2019 年阿尔茨海默病住院死亡患者年龄分布以及性别情况见图 2-5-0-15。高峰年龄分布于 80～89 岁。住院死亡阿尔茨海默病患者男性更多见，男 / 女比例波动于 1.14～4.00。

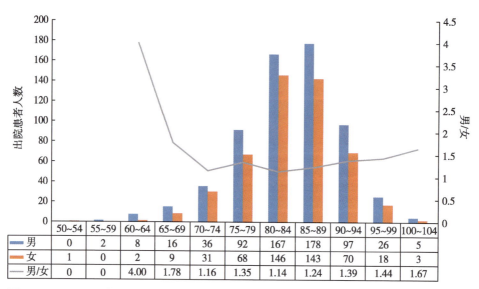

图 2-5-0-15　2019 年医院质量监测系统数据库阿尔茨海默病住院死亡患者年龄分布以及性别情况

2019 年阿尔茨海默病住院死亡患者共患病情况见图 2-5-0-16，排名前三位的共患病分别为肺炎、其他呼吸疾病以及脑梗死。

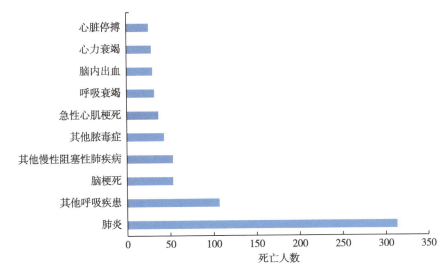

图 2-5-0-16　2019年医院质量监测系统数据库阿尔茨海默病住院死亡患者主要死亡原因

第三部分

神经外科专业医疗质量分析

神经外科疾病严重威胁我国人民群众身心健康，具有高死亡率和高致残率等特点。目前脑血管病已经成为我国人群死因第一位，而脑肿瘤2017年跃升为癌症死因第八位。既往神经外科疾病医疗质量控制分散在不同专业质控工作中，尚未建立整体质控体系。以神经外科疾病为中心，涉及疾病医疗服务多节点、多环节、多学科的国家神经外科医疗质量控制体系亟待建立。2018年随着"国家神经系统疾病医疗质量控制中心"的成立，神经外科专科质控工作终于进入正规、高速的发展阶段。

2020年尽管受新型冠状病毒肺炎疫情的影响，神经外科质控工作在国家神经系统疾病医疗质量控制中心的大力支持协助下，依托HQMS数据库和NCIS数据库对我国胶质瘤、脑膜瘤、垂体瘤和蛛网膜下腔出血4个纳入首批国家单病种质控体系的神经外科疾病信息进行汇总分析。

依据2016—2019年胶质瘤及脑膜瘤单病种医疗质量与安全情况分析，2021年质控工作重点应放在如下方面：

1. 加强首页填报的规范化培训，严格依据国际公认标准进行ICD编码。如胶质瘤手术患者主要诊断应为ICD-10编码C71.0～C71.9，伴ICD-9-CM-3编码01.52～01.59的手术出院患者。脑膜瘤手术患者主要诊断应为ICD-10编码C70.0、C70.9、D32.0、D32.9、D42.9，伴ICD-9-CM-3编码01.51、01.59的手术出院患者。

2. 针对患者住院期间感染发生率居高不下的现状，通过政府NCIS平台开展胶质瘤与脑膜瘤患者住院期间感染发生的现况调查，明确手术部位感染（surgical site infection，SSI）的发生率，提出针对性医疗治疗改进措施。

3．开展胶质瘤及脑膜瘤二次手术发生状况的现况调查，明确相关患者1个住院周期内接受多次手术的原因，完成统计学分析后提请全国神经外科亚专业专家委员会讨论，依托全国及各省级质控中心进行专项手术质量改进多中心研究。

4．依托国家单病种质控平台，在技术优势省份和落后省份开展上述疾病诊疗全过程分析，制订精准医疗质量改进方案，并进行手术相关新技术推广研究。

第一章　脑膜瘤医疗质量分析

一、诊　疗　能　力

针对脑膜瘤单病种，根据国家卫生健康委员会发布的单病种质控指标内容，统计2016—2019年HQMS数据库各年度出院患者数量（图3-1-0-1），可见国内三级医院收治脑膜瘤患者数量逐年上升，3年内增加75.2%。这符合国家癌症中心发布的《全国癌症报告》中脑肿瘤发病数量不断增高的结论，并与脑膜瘤单病种诊疗水平逐年增高相关。而各年脑膜瘤手术数量均超过收治患者总数，见图3-1-0-2，应为1位患者1次住院周期内接受多次手术所致。

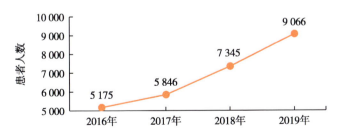

图3-1-0-1　2016—2019年医院质量监测系统数据库脑膜瘤收治患者数量变化

2016—2019年HQMS数据库各省份脑膜瘤手术患者数量逐年上升趋势，2019年各省、自治区、直辖市脑膜瘤住院患者情况见表3-1-0-1。广东、四川、湖北、山东和北京占据收治总数前五位，经与本省人口进行标准化后，相对诊疗数量北京、海南、天津列前三位,北京为1,后两者分别为0.46与0.39,有较大差距,提示北京为全国脑膜瘤诊疗技术中心,表中情况与各省份脑膜瘤医疗服务能力基本相符。考察各省份脑膜瘤患者流向,可以发现北京是唯一拥有大量患者流入而很少有患者流出的地区,其他省份患者流出流入基本持平(图3-1-0-3),进一步支持北京为全国脑膜瘤诊疗中心这个结论。

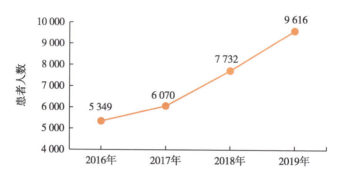

图3-1-0-2　2016—2019年医院质量监测系统数据库脑膜瘤手术患者数量变化

表3-1-0-1　2019年医院质量监测系统数据库各省份脑膜瘤相对诊疗数量

省份	收治数量/人	总人口数万/人	相对诊疗数量	相对诊疗数量的全国排位
安徽	320	6 366	0.17	21
北京	630	2 154	1.00	1
福建	380	3 973	0.33	5
甘肃	52	2 647	0.07	30
广东	784	11 521	0.23	12
广西	390	4 960	0.27	10
贵州	173	3 623	0.16	22
海南	126	945	0.46	2
河北	356	7 592	0.16	23
河南	487	9 640	0.17	19
黑龙江	213	3 751	0.19	17

续表

省份	收治数量/人	总人口数万/人	相对诊疗数量	相对诊疗数量的全国排位
湖北	652	5 927	0.38	4
湖南	348	6 918	0.17	20
吉林	152	2 691	0.19	18
江苏	308	8 070	0.13	27
江西	177	4 666	0.13	28
辽宁	180	4 352	0.14	26
内蒙古	91	2 540	0.12	29
宁夏	56	695	0.28	7
青海	51	608	0.29	6
山东	652	10 070	0.22	14
山西	241	3 729	0.22	15
陕西	176	3 876	0.16	24
上海	169	2 428	0.24	11
四川	661	8 375	0.27	9
天津	180	1 562	0.39	3
西藏	3	351	0.03	31
新疆	225	2 848	0.27	8
云南	329	4 858	0.23	13
浙江	373	5 850	0.22	16
重庆	131	3 124	0.14	25

注：各省人口数据来自《中国统计年鉴2020》报告中2019年末人口数。

相对诊疗数量：收治人数/人口总数，再以北京为1，计算相对诊疗数量。

第三部分　神经外科专业医疗质量分析

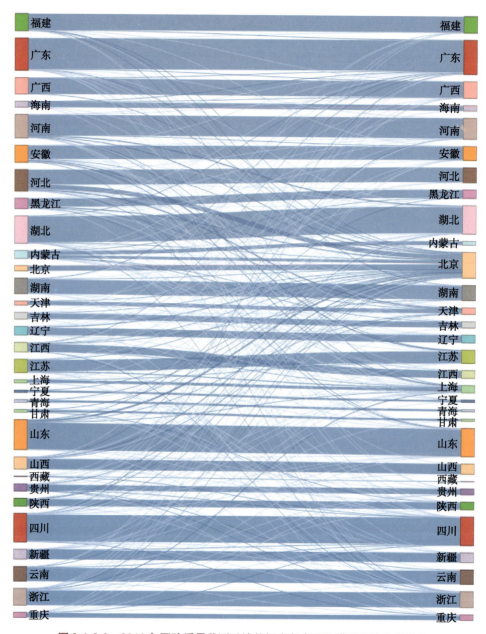

图 3-1-0-3　2019 年医院质量监测系统数据库各省份脑膜瘤住院患者流向

二、人口学特征

2016—2019 年 HQMS 数据库脑膜瘤住院患者人口学特征见表 3-1-0-2、图 3-1-0-4。总体平均年龄 56.3 岁，发病高峰是 40～69 岁；3 年间脑膜瘤患者年龄缓慢增加,与我国社会进入老龄化相符。其中男性占31.1%,女性占68.9%,女性的发病患者数量是男性的2倍。

表3-1-0-2　2016—2019年医院质量监测系统数据库脑膜瘤患者人口学特征

年份	平均年龄/岁	男性[n(%)]	女性[n(%)]
2016年	55.3	1 665(32.2)	3 510(67.8)
2017年	56.0	1 799(30.8)	4 047(69.2)
2018年	56.5	2 297(31.3)	5 048(68.7)
2019年	56.9	2 764(30.5)	6 302(69.5)
2016—2019年	56.3	8 525(31.1)	18 907(68.9)

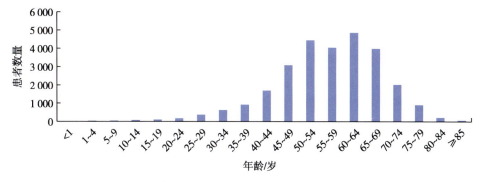

图3-1-0-4　2016—2019年医院质量监测系统数据库脑膜瘤住院患者各年龄段分布

2019年HQMS数据库各省份发病人群的平均年龄主要集中在50~60岁,西藏的发病平均年龄低于50岁,不排除由于患者人数较少引起统计偏差的可能(图3-1-0-5)。在此区间,各省份的男女分布比例大致相同(西藏3例均为女性),均表现为女性多于男性(图3-1-0-6)。

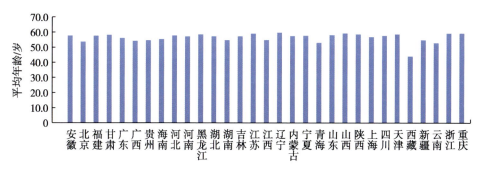

图3-1-0-5　2019年医院质量监测系统数据库各省份脑膜瘤住院患者年龄分布

第三部分　神经外科专业医疗质量分析

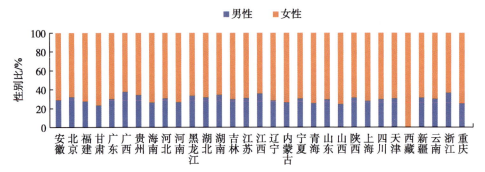

图 3-1-0-6　2019 年医院质量监测系统数据库各省份脑膜瘤住院患者男女比例

三、治疗疗效总体评价

2016—2019 年 HQMS 数据库脑膜瘤住院患者在院期间病死率稳定在 1% 左右(图 3-1-0-7),无较大波动,体现了国内本单病种治疗水平。绝大部分患病人群经过治疗后医嘱离院,表明这些患者在医院接受了完整的疾病治疗并达到治愈出院的标准(图 3-1-0-8)。

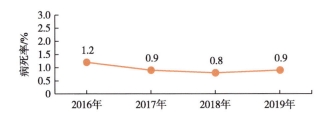

图 3-1-0-7　2016—2019 年医院质量监测系统数据库三级医院脑膜瘤住院患者病死率

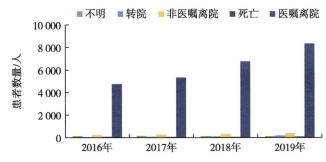

图 3-1-0-8　2016—2019 年医院质量监测系统数据库三级医院脑膜瘤住院患者出院结局

2019 年 HQMS 数据库各省份脑膜瘤住院患者在院期间病死率情况见表 3-1-0-3,

病死率较高的省份将是今后脑膜瘤质控工作的重点。各省份患病人群医嘱离院率均保持在66%以上,其中青海、山西、安徽、天津、福建、内蒙古、陕西、北京等地区的医嘱离院率达到了95%以上(图3-1-0-9)。

表3-1-0-3 2019年医院质量监测系统数据库各省份三级医院脑膜瘤住院患者病死情况

省份	住院总人数	病死人数	病死率/%	省份	住院总人数	病死人数	病死率/%
安徽	320	1	0.3	辽宁	180	5	2.8
北京	630	3	0.5	内蒙古	91	1	1.1
福建	380	1	0.3	宁夏	56	2	3.6
甘肃	52	1	1.9	青海	51	1	2.0
广东	784	12	1.5	山东	652	5	0.8
广西	390	4	1.0	山西	241	1	0.4
贵州	173	1	0.6	陕西	176	2	1.1
海南	126	0	0	上海	169	5	3.0
河北	356	1	0.3	四川	661	9	1.4
河南	487	5	1.0	天津	180	1	0.6
黑龙江	213	3	1.4	西藏	3	0	0
湖北	652	6	0.9	新疆	225	4	1.8
湖南	348	2	0.6	云南	329	3	0.9
吉林	152	2	1.3	浙江	373	2	0.5
江苏	308	2	0.6	重庆	131	1	0.8
江西	177	0	0				

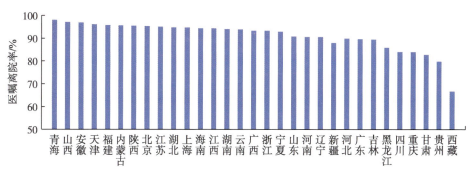

图3-1-0-9 2019年医院质量监测系统数据库各省份脑膜瘤住院患者医嘱离院率

四、医疗过程分析

2016—2019 年 HQMS 数据库脑膜瘤住院患者平均住院日波动在 25～26 天（图 3-1-0-10），明显高于 2019 年国内各科室 9.1 天的平均水平（来源：《2019 年我国卫生健康事业发展统计公报》），提示脑膜瘤相对于其他疾病病情更为复杂，诊疗难度大，患者需要更长住院时长。术前等待时间波动在 6～7 天（图 3-1-0-11）；输血率波动在 34%～36%（图 3-1-0-12）；值得注意的是，2016—2019 年二次手术率呈逐年增高趋势，3 年间增加 41.4%，亟待开展专项质控调研进行整改（图 3-1-0-13）。

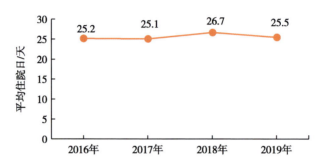

图 3-1-0-10　2016—2019 年医院质量监测系统数据库脑膜瘤住院患者平均住院日

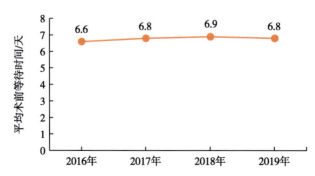

图 3-1-0-11　2016—2019 年医院质量监测系统数据库脑膜瘤住院患者术前等待时间

2019 年 HQMS 数据库各省份脑膜瘤住院患者平均住院日差异较大（17～40 天），其中西藏、北京、山东的平均住院日最低（图 3-1-0-14）；各省份患者术前等待时间总体差别不大,波动在 4～9 天(图 3-1-0-15);患者二次手术率与手术输血率各省份差别也较大,这与各省份医疗水平的现状直接相关,其中二次手术率大于 10% 的地区有新疆、广西、贵州、宁夏、四川、内蒙古、浙江,手术输血率高于 50% 的地区有青海、贵州、天津、山西,将是今后专项质控工作的重点地区(图 3-1-0-16、图 3-1-0-17)。

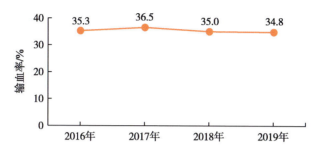

图 3-1-0-12　2016—2019 年医院质量监测系统数据库脑膜瘤住院患者输血率

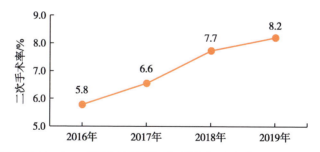

图 3-1-0-13　2016—2019 年医院质量监测系统数据库脑膜瘤住院患者二次手术率

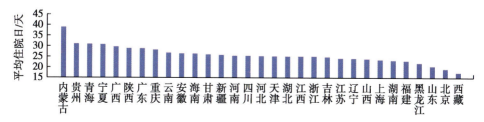

图 3-1-0-14　2019 年医院质量监测系统数据库各省份脑膜瘤住院患者平均住院日

第三部分　神经外科专业医疗质量分析

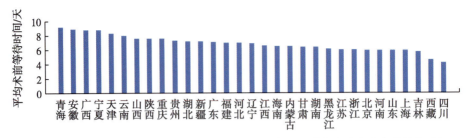

图 3-1-0-15　2019 年医院质量监测系统数据库各省份脑膜瘤住院患者术前等待时间

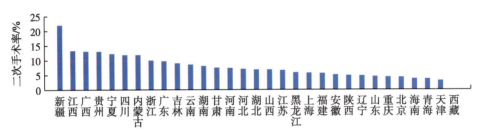

图 3-1-0-16　2019 年医院质量监测系统数据库各省份脑膜瘤住院患者二次手术率

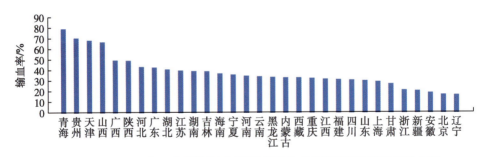

图 3-1-0-17　2019 年医院质量监测系统数据库各省份脑膜瘤住院患者输血率

五、感染发生率及抗菌药物使用情况

2016—2019 年 HQMS 数据库全国脑膜瘤住院患者住院期间感染发生率总体呈升高趋势（图 3-1-0-18），提示相关感染仍是脑膜瘤患者的重大临床问题，有必要开展针对性质控调查和临床研究；而抗菌药物使用情况的变化趋势基本与术后感染率的变化趋势相当（图 3-1-0-19）。

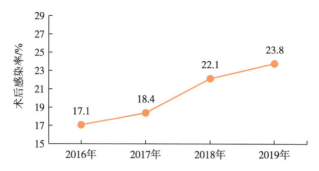

图 3-1-0-18　2016—2019 年医院质量监测系统数据库脑膜瘤患者住院期间感染发生率

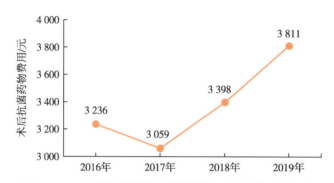

图 3-1-0-19　2016—2019 年医院质量监测系统数据库脑膜瘤住院患者术后抗菌药物费用

对比 2019 年 HQMS 数据库各省份的脑膜瘤患者住院期间感染发生率，江苏、上海、山东、山西、辽宁等地区术后感染率较低（表 3-1-0-4）；此外，各省份的抗菌药物使用情况不尽相同，且部分省份的抗菌药物使用情况并不与该省份的术后感染率呈一致趋势（图 3-1-0-20）。

表 3-1-0-4　2019 年医院质量监测系统数据库各省份脑膜瘤住院患者术后感染情况

省份	住院总人数	感染总人数	感染率/%	省份	住院总人数	感染总人数	感染率/%
安徽	320	110	34.4	辽宁	180	27	15.0
北京	630	106	16.8	内蒙古	91	19	20.9
福建	380	119	31.3	宁夏	56	27	48.2
甘肃	52	15	28.8	青海	51	20	39.2
广东	784	184	23.5	山东	652	89	13.7
广西	390	107	27.4	山西	241	35	14.5

第三部分 神经外科专业医疗质量分析

续表

省份	住院总人数	感染总人数	感染率/%	省份	住院总人数	感染总人数	感染率/%
贵州	173	47	27.2	陕西	176	45	25.6
海南	126	43	34.1	上海	169	20	11.8
河北	356	104	29.2	四川	661	205	31.0
河南	487	100	20.5	天津	180	38	21.1
黑龙江	213	46	21.6	西藏	3	1	33.3
湖北	652	130	19.9	新疆	225	75	33.3
湖南	348	60	17.2	云南	329	103	31.3
吉林	152	44	28.9	浙江	373	108	29.0
江苏	308	36	11.7	重庆	131	48	36.6
江西	177	44	24.9				

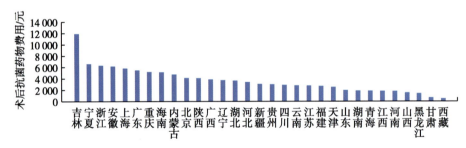

图 3-1-0-20　2019 年医院质量监测系统数据库各省份脑膜瘤住院患者术后抗菌药物费用

六、卫生经济学情况分析

2016—2019 年 HQMS 数据库脑膜瘤住院患者人均住院总费用呈逐年上升趋势,总费用由 72 533.3 元增长到 82 518.8 元,总体增长 13.8%,年均增长 4.4%,远低于 2019 年国家统计局发布的社会消费品零售总额年增长率的 8.0%,提示脑膜瘤单病种医药费用增长得到了有效的控制(图 3-1-0-21)。与住院总费用相比,人均自付费用由 24 776.8 元增长到 30 543.9 元,总体增长 23.2%,年均增长 7.2%(图 3-1-0-22)。此外,各种形式的医疗保险是主要脑膜瘤患者的主要付费方式(图 3-1-0-23)。

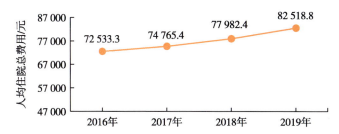

图 3-1-0-21　2016—2019 年医院质量监测系统数据库脑膜瘤住院患者人均住院总费用

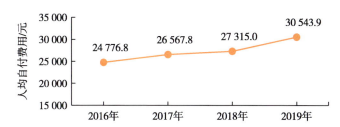

图 3-1-0-22　2016—2019 年医院质量监测系统数据库脑膜瘤住院患者人均自付费用

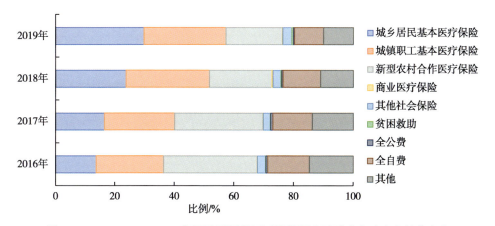

图 3-1-0-23　2016—2019 年医院质量监测系统数据库脑膜瘤住院患者付费方式

2019 年 HQMS 数据库各省份脑膜瘤住院患者人均住院总费用情况不尽相同，其中新疆、吉林、广东、天津、上海人均住院总费用超过 10 万元（表 3-1-0-5）；而人均自付费用则以新疆、陕西、吉林、重庆及广东等地区为高（表 3-1-0-6）；大部分省份的住院费用支付方式与全国总体的付款方式分布情况相同，主要以医疗保险支付为主，仅上海自费比例超过 50%（图 3-1-0-24）。

第三部分　神经外科专业医疗质量分析

表 3-1-0-5　2019 年医院质量监测系统数据库各省份脑膜瘤住院患者人均住院总费用

单位：元

省份	人均住院总费用	省份	人均住院总费用	省份	人均住院总费用
安徽	67 954.8	湖北	89 400.7	陕西	87 101.7
北京	76 139.2	湖南	88 891.5	上海	103 102.2
福建	76 904.8	吉林	104 622.8	四川	77 617
甘肃	64 083.7	江苏	87 700.1	天津	100 616.1
广东	117 161.4	江西	75 354.4	西藏	85 446
广西	77 348.7	辽宁	86 660.4	新疆	102 115.8
贵州	93 117	内蒙古	70 771.7	云南	55 923.1
海南	74 265	宁夏	80 735.8	浙江	74 615.4
河北	71 964.4	青海	85 679.2	重庆	98 382.8
河南	79 411.7	山东	61 560.1		
黑龙江	73 565.4	山西	71 920.6		

表 3-1-0-6　2019 年医院质量监测系统数据库各省份脑膜瘤住院患者人均自付费用

单位：元

省份	自付费用	省份	自付费用	省份	自付费用
安徽	6 890.0	湖北	35 228.2	陕西	53 810.2
北京	33 959.3	湖南	36 742.2	上海	24 860.1
福建	49 326.8	吉林	65 322.7	四川	20 590.5
甘肃	15 256.8	江苏	29 596.7	天津	17 492.1
广东	50 685.7	江西	46 001.0	西藏	0
广西	32 693.1	辽宁	48 512.8	新疆	55 049.5
贵州	23 479.0	内蒙古	18 776.3	云南	11 267.3
海南	17 065.4	宁夏	31 276.3	浙江	22 863.3
河北	14 644.8	青海	23 071.6	重庆	50 654.5
河南	24 276.3	山东	20 242.7		
黑龙江	6 286.5	山西	26 251.3		

第三部分 神经外科专业医疗质量分析

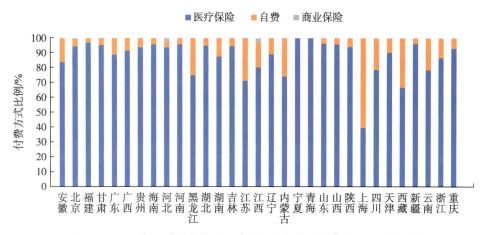

图 3-1-0-24　2019 年医院质量监测系统数据库各省份脑膜瘤住院患者付费方式

七、一次性耗材使用情况

2016—2019 年 HQMS 数据库脑膜瘤住院患者一次性医疗耗材平均费用呈缓慢增长趋势,由 20 478.2 元增加到 24 025.4 元,3 年间增长了 17.3%。其中手术耗材费用占据了医疗耗材费用支出的绝大部分,波动在 66%~70%,而治疗耗材费用波动在 25%~29%,检查耗材费用波动在 4%~7%(图 3-1-0-25)。

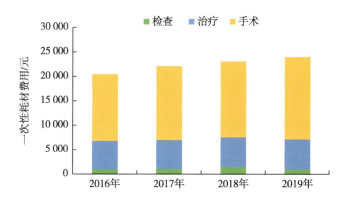

图 3-1-0-25　2016—2019 年医院质量监测系统数据库脑膜瘤相关医疗耗材费用情况

根据 2019 年 HQMS 数据库各省份一次性医疗耗材费用及比例,总费用排在前三位的地区分别是上海、天津、重庆,大部分地区医疗耗材费用主要集中在

79

手术方面,其次是治疗方面。此外还有部分地区的耗材费用主要集中在治疗和检查方面(图3-1-0-26)。

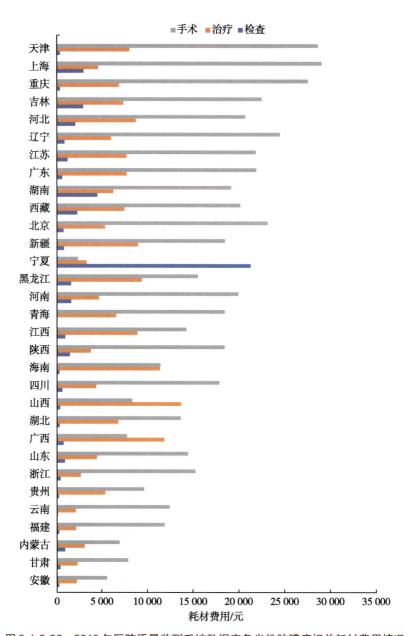

图3-1-0-26 2019年医院质量监测系统数据库各省份脑膜瘤相关耗材费用情况

第二章　胶质瘤医疗质量分析

本章数据来源于 HQMS 数据库。

一、诊疗能力分析

针对脑胶质瘤单病种，根据国家卫生健康委员会发布的单病种质控指标内容，统计 2016—2019 年各年度住院患者总数量（图 3-2-0-1）、手术患者数量（图 3-2-0-2）及入院患者手术率（图 3-2-0-3）。可见脑胶质瘤患者数量及手术患者数量在 2018 年达到最大值，2019 年有所下降，结合国家癌症中心发布的《全国癌症报告》中脑肿瘤发病数量不断增高的结论，提示脑胶质瘤诊治集中在三级医院的情况有所缓解，且入院患者的手术率基本呈持平趋势，国家分级诊疗制度逐渐发挥作用。

2019 年各省份脑胶质瘤相对诊疗数量见表 3-2-0-1。

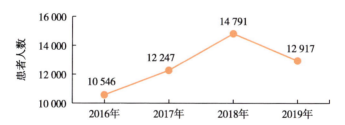

图 3-2-0-1　2016—2019 年医院质量监测系统数据库脑胶质瘤住院患者数量

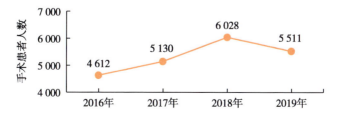

图 3-2-0-2　2016—2019 年医院质量监测系统数据库脑胶质瘤手术患者数量

第三部分 神经外科专业医疗质量分析

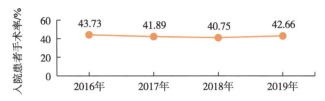

图 3-2-0-3　2016—2019 年医院质量监测系统数据库中脑胶质瘤入院患者手术率

表 3-2-0-1　各省份 2019 年医院质量监测系统数据库脑胶质瘤相对诊疗数量对比

省份	收治数量	手术数量	总人口数/万人	相对诊疗数量	相对诊疗数量的全国排位
安徽	486	195	6 366	0.11	14
北京	1 496	922	2 154	1.00	1
福建	489	276	3 973	0.18	5
甘肃	98	20	2 647	0.05	30
广东	1 078	433	11 521	0.13	11
广西	527	326	4 960	0.15	7
贵州	193	86	3 623	0.08	23
海南	70	28	945	0.11	16
河北	564	228	7 592	0.11	15
河南	470	123	9 640	0.07	27
黑龙江	252	128	3 751	0.10	17
湖北	1 076	357	5 927	0.26	3
湖南	681	336	6 918	0.14	8
吉林	139	63	2 691	0.07	25
江苏	376	138	8 070	0.07	28
江西	369	101	4 666	0.11	13
辽宁	168	57	4 352	0.06	29
内蒙古	137	21	2 540	0.08	22
宁夏	45	16	695	0.09	19
青海	30	6	608	0.07	26
山东	968	299	10 070	0.14	9
山西	239	87	3 729	0.09	20
陕西	229	79	3 876	0.09	21
上海	267	151	2 428	0.16	6
四川	795	404	8 375	0.14	10
天津	284	136	1 562	0.26	2
西藏	7	3	351	0.03	31
新疆	453	209	2 523	0.26	4

续表

省份	收治数量	手术数量	总人口数/万人	相对诊疗数量	相对诊疗数量的全国排位
云南	257	77	4 858	0.08	24
浙江	471	141	5 850	0.12	12
重庆	203	65	3 124	0.09	18
安徽	486	195	6 366	0.11	14

注：各省人口数据来自《中国统计年鉴 2020》报告中 2019 年末人口数。

相对诊疗数量：收治人数 / 人口总数，再以北京为 1，计算相对诊疗数量。

二、人口学特征

（一）脑胶质瘤总体人口学特征

2016—2019 年 HQMS 数据库脑胶质瘤患者人口学特征见表 3-2-0-2。我国胶质瘤住院患者平均年龄 47 岁，45～69 岁为发病高峰（图 3-2-0-4）；其中男性占比为 58.9%。美国国家脑肿瘤登记（CBTRUS）公布的 2011—2015 数据显示美国脑胶质瘤患者平均年龄 57 岁，男性占比为 57.04%。与美国 CBTRUS 公布的数据相比，我国脑胶质瘤患者平均年龄较低，性别分布基本一致。

表 3-2-0-2　2016—2019 年医院质量监测系统数据库脑胶质瘤患者总体人口学特征

年份	平均年龄/岁	男性[n(%)]	女性[n(%)]
2016 年	46.6	6 210(58.9)	4 336(41.1)
2017 年	47.0	7 214(58.9)	5 033(41.1)
2018 年	47.5	8 725(59.0)	6 066(41.0)
2019 年	46.9	7 583(58.7)	5 334(41.3)
2016—2019 年	47.1	29 732(58.9)	20 769(41.1)

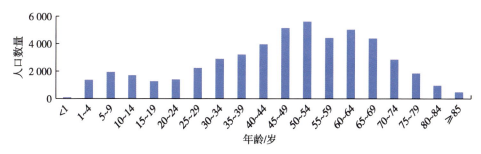

图 3-2-0-4　2016—2019 年医院质量监测系统数据库脑胶质瘤各年龄段人口分布

（二）接受手术患者人口学特征

2016—2019年手术患者的发病平均年龄为40～43岁（图3-2-0-5）。2016—2019年的手术患者性别分布特征基本一致，男性略多于女性（图3-2-0-6）。

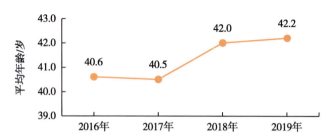

图3-2-0-5　2016—2019年医院质量监测系统数据库脑胶质瘤手术患者平均年龄

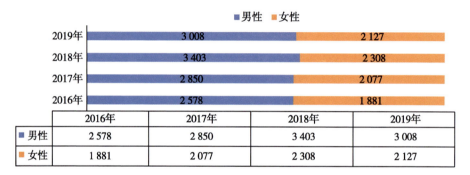

图3-2-0-6　2016—2019年医院质量监测系统数据库脑胶质瘤手术患者男女比例

（三）各省份胶质瘤患者人口学特征

2019年HQMS数据库各省份住院患者的年龄主要集中在40～50岁，北京和上海的发病平均年龄低于40岁（图3-2-0-7）。各省份的男女分布比例大致相同，均表现为男性多于女性（图3-2-0-8）。

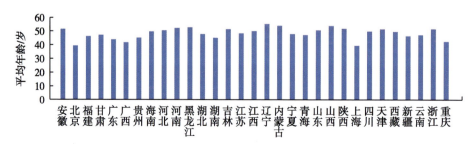

图3-2-0-7　2019年医院质量监测系统数据库各省份脑胶质瘤住院患者年龄分布

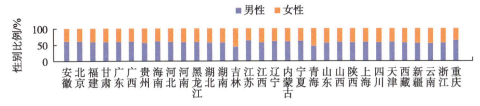

图 3-2-0-8　2019 年医院质量监测系统数据库各省份脑胶质瘤手术患者男女比例

三、疗效总体评价

2016—2019 年 HQMS 数据库住院患者的总体在院病死率呈逐年下降趋势（图 3-2-0-9），3 年内下降 25.9%，反映了我国整体脑胶质瘤治疗水平的稳步提高，且绝大部分住院患者经过治疗后医嘱离院，表明这些患者在医院接受了完整的疾病治疗并达到治愈出院的标准（图 3-2-0-10）。此外，2016—2019 年接受手术患者死亡率一直处于较低水平（图 3-2-0-11），术后绝大部分患者遵医嘱离院（图 3-2-0-12）。

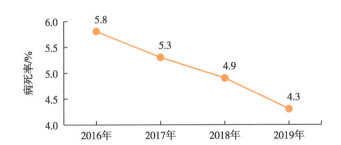

图 3-2-0-9　2016—2019 年医院质量监测系统数据库脑胶质瘤住院患者总体病死率

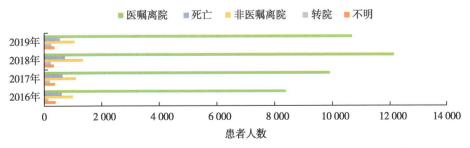

图 3-2-0-10　2016—2019 年医院质量监测系统数据库脑胶质瘤住院患者总体出院方式

第三部分　神经外科专业医疗质量分析

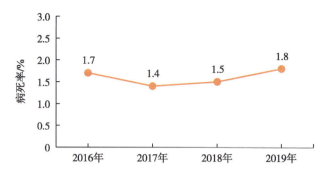

图 3-2-0-11　2016—2019 年医院质量监测系统数据库脑胶质瘤手术患者病死率

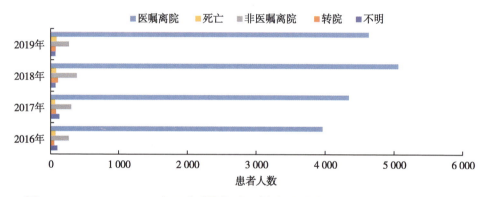

图 3-2-0-12　2016—2019 年医院质量监测系统数据库脑胶质瘤手术患者出院结局分布

2019 年 HQMS 数据库各省份住院患者病死率见表 3-2-0-3，全国各省份住院患者病死率均在 15% 以下，但不同地区仍有较大差距，表明今后工作重心为促进各省份技术交流，加强相关质控工作。各省份住院患者医嘱离院率均保持在 55% 以上，其中宁夏、北京及上海医嘱离院率达到了 95% 以上（图 3-2-0-13）。同时，较高的手术患者死亡率（>5%）主要出现在内蒙古、甘肃及宁夏，提示这些地区应开展围绕胶质瘤手术治疗控制的现况调查和改进研究（表 3-2-0-4）。各省份手术患者的医嘱离院率与住院患者总体的医嘱离院率基本对应（图 3-2-0-14）。

表 3-2-0-3　2019 年医院质量监测系统数据库各省份脑胶质瘤住院患者病死情况

省份	住院总人数	病死人数	病死率 /%	省份	住院总人数	病死人数	病死率 /%
安徽	486	25	5.1	辽宁	168	25	14.9
北京	1 496	29	1.9	内蒙古	137	16	11.7
福建	489	8	1.6	宁夏	45	1	2.2
甘肃	98	5	5.1	青海	30	3	10.0
广东	1 078	67	6.2	山东	968	53	5.5
广西	527	33	6.3	山西	239	9	3.8
贵州	193	8	4.1	陕西	229	10	4.4
海南	70	0	0	上海	267	12	4.5
河北	564	12	2.1	四川	795	50	6.3
河南	470	21	4.5	天津	284	7	2.5
黑龙江	252	26	10.3	西藏	7	1	14.3
湖北	1 076	37	3.4	新疆	453	16	3.5
湖南	681	11	1.6	云南	257	4	1.6
吉林	139	10	7.2	浙江	471	14	3.0
江苏	376	10	2.7	重庆	203	13	6.4
江西	369	18	4.9				

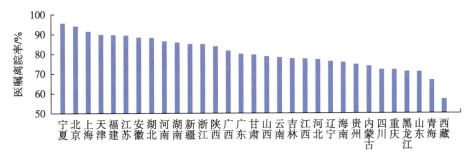

图 3-2-0-13　2019 年医院质量监测系统数据库各省份脑胶质瘤住院患者总体医嘱离院率

第三部分 神经外科专业医疗质量分析

表 3-2-0-4 2019 年医院质量监测系统数据库各省份脑胶质瘤手术患者病死率分布

省份	手术患者数	手术患者病死人数	病死率/%	省份	手术患者数	手术患者病死人数	病死率/%
安徽	190	2	1.1	辽宁	52	2	3.8
北京	892	7	0.8	内蒙古	21	1	4.8
福建	263	3	1.1	宁夏	16	1	6.3
甘肃	20	2	10	青海	6	0	0
广东	426	15	3.5	山东	291	8	2.7
广西	298	10	3.4	山西	77	1	1.3
贵州	82	3	3.7	陕西	67	0	0
海南	27	0	0	上海	137	3	2.2
河北	213	2	0.9	四川	319	5	1.6
河南	120	2	1.7	天津	135	1	0.7
黑龙江	113	2	1.8	西藏	3	0	0
湖北	331	6	1.8	新疆	173	7	4.0
湖南	318	1	0.3	云南	70	0	0
吉林	63	2	3.2	浙江	135	1	0.7
江苏	135	2	1.5	重庆	63	0	0
江西	79	2	2.5				

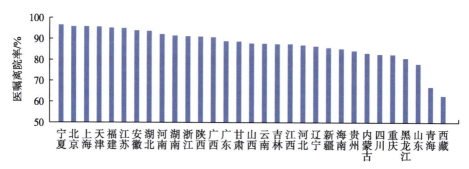

图 3-2-0-14 2019 年医院质量监测系统数据库各省份脑胶质瘤手术患者医嘱离院率

四、医疗过程分析

2016—2019 年 HQMS 数据库住院患者总体平均住院日呈持续下降趋势，

总体稳定在 20 天左右(图 3-2-0-15);手术患者的平均住院日也基本保持在 25 天左右(图 3-2-0-16);手术患者的术前等待时间的变化趋势基本与手术患者平均住院日的变化趋势相同,稳定在 6 天左右(图 3-2-0-17);值得注意的是,2016—2019 年手术患者二次手术率和手术患者输血率呈逐年增高趋势,其中二次手术率 3 年内增加 62.7%,亟待开展相关现况调查(图 3-2-0-18、图 3-2-0-19)。

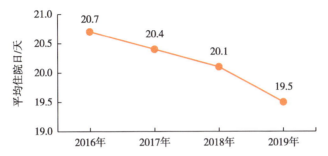

图 3-2-0-15 2016—2019 年医院质量监测系统数据库脑胶质瘤住院患者总体平均住院日

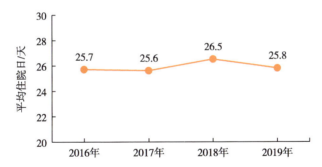

图 3-2-0-16 2016—2019 年医院质量监测系统数据库脑胶质瘤手术患者平均住院日

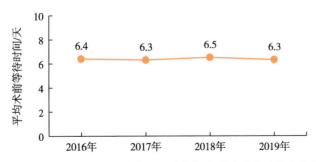

图 3-2-0-17 2016—2019 年医院质量监测系统数据库脑胶质瘤手术患者术前等待时间

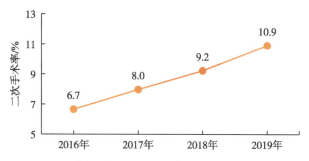

图 3-2-0-18　2016—2019 年医院质量监测系统数据库脑胶质瘤手术患者二次手术率

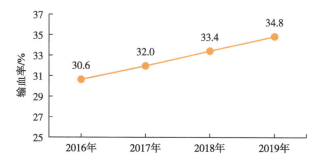

图 3-2-0-19　2016—2019 年医院质量监测系统数据库脑胶质瘤手术患者输血率

2019 年 HQMS 数据库各省份住院患者的总体平均住院日差异较大（15～25 天），其中宁夏、吉林及广西等地区的总体平均住院日较高（图 3-2-0-20）；各省份手术患者的平均住院日相差也比较大（15～40 天），其中甘肃、宁夏及河北较高（图 3-2-0-21）；各省份手术患者术前等待时间总体差别不大，但是，宁夏等少数地区出现了等待时间较长的现象（>10 天），见图 3-2-0-22；手术患者二次手术率与手术输血率各省份差别也较大，应是今后针对性开展质控工作的重点（图 3-2-0-23、图 3-2-0-24）。

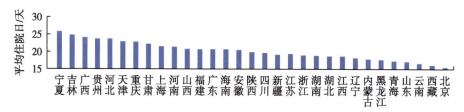

图 3-2-0-20　2019 年医院质量监测系统数据库各省份脑胶质瘤住院患者总体平均住院日

第三部分　神经外科专业医疗质量分析

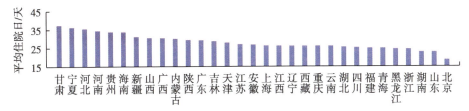

图 3-2-0-21　2019 年医院质量监测系统数据库各省份脑胶质瘤手术患者平均住院日

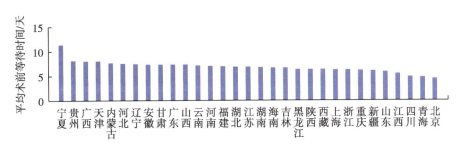

图 3-2-0-22　2019 年医院质量监测系统数据库各省份脑胶质瘤手术患者术前等待时间

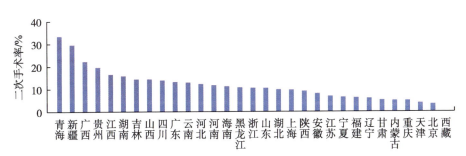

图 3-2-0-23　2019 年医院质量监测系统数据库各省份脑胶质瘤手术患者二次手术率

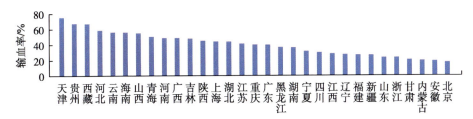

图 3-2-0-24　2019 年医院质量监测系统数据库各省份脑胶质瘤手术患者输血率

五、住院期间感染发生率及抗菌药物使用情况

2016—2019 年 HQMS 数据库脑胶质瘤手术患者住院期间感染发生率总体呈升高趋势,2018 年高达 25.8%(图 3-2-0-25),3 年内升高 30.0%,提示手术院内感染是改进胶质瘤患者医疗治疗的重点;而抗菌药物费用增加 21.9%,低于院内感染增加幅度(图 3-2-0-26)。

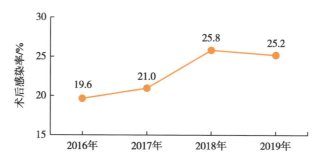

图 3-2-0-25　2016—2019 年医院质量监测系统数据库脑胶质瘤手术患者住院期间感染发生率

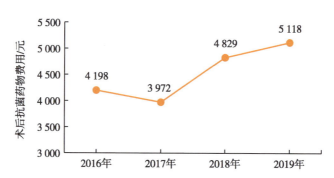

图 3-2-0-26　2016—2019 年医院质量监测系统数据库脑胶质瘤手术患者术后抗菌药使用情况

对比 2019 年 HQMS 数据库各省份的脑胶质瘤手术患者住院期间感染发生率,发现北京、上海感染率最低(表 3-2-0-5);此外,各省份的抗菌药物使用率相差较大,且部分省份的抗菌药物使用情况并不与该省份的术后感染率呈一致趋势(图 3-2-0-27)。

表 3-2-0-5　2019年医院质量监测系统数据库各省份脑胶质瘤手术患者住院期间感染发生率

省份	感染发生率/%	省份	感染发生率/%	省份	感染发生率/%
安徽	37.4	湖北	20.8	陕西	25.4
北京	11.8	湖南	14.8	上海	13.1
福建	33.5	吉林	44.4	四川	36.1
甘肃	35.0	江苏	15.6	天津	15.6
广东	25.8	江西	34.2	西藏	33.3
广西	38.9	辽宁	28.8	新疆	42.2
贵州	24.4	内蒙古	19.0	云南	31.4
海南	44.4	宁夏	50.0	浙江	25.9
河北	41.8	青海	66.7	重庆	38.1
河南	14.2	山东	17.9		
黑龙江	33.6	山西	27.3		

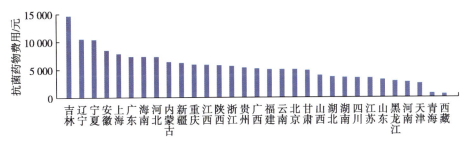

图 3-2-0-27　2019年医院质量监测系统数据库各省份脑胶质瘤手术患者术后抗菌药物使用情况

六、卫生经济学情况分析

2016—2019年HQMS数据库全国住院患者人均住院总费用呈逐年上升趋势，总费用由48 237.6元增长到52 853.4元，总体增长9.6%，年均增长3.1%，远低于2019年国家统计局发布的社会消费品零售总额年增长率的8.0%，提示胶质瘤单病种医疗费用增长得到了有效的控制（图3-2-0-28）。与住院总费用相比，人均自付费用由16 245.7元增长到20 831.0元，总体增长28.2%，年均增长

8.6%(图 3-2-0-29)。此外,各种形式的医疗保险是胶质瘤患者的最主要付费方式,特别是城乡居民基本医疗保险比例逐年上升(图 3-2-0-30)。

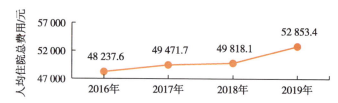

图 3-2-0-28　2016—2019 年医院质量监测系统数据库脑胶质瘤住院患者人均住院总费用

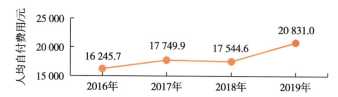

图 3-2-0-29　2016—2019 年医院质量监测系统数据库脑胶质瘤住院患者人均自付费用

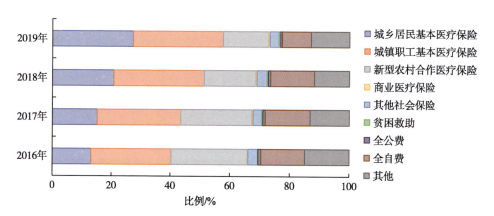

图 3-2-0-30　2016—2019 年医院质量监测系统数据库脑胶质瘤住院患者付款方式

对比 2016—2019 年 HQMS 数据库接受手术胶质瘤患者的卫生经济学数据(图 3-2-0-31～图 3-2-0-33),可以发现住院总费用与人均自付费用均比全部胶质瘤住院患者高,亦呈逐年增长趋势。具体数据为住院总费用由 77 490.0 元增长到 92 983.9 元,总体增长 20.0%,年均增长 6.3%。而人均自付费由 26 580.1 元增长到 39 357.2 元,总体增长 48.1%,年均增长 14.0%。

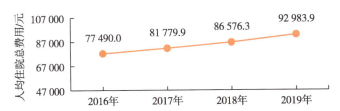

图 3-2-0-31　2016—2019 年医院质量监测系统数据库脑胶质瘤手术患者人均住院总费用

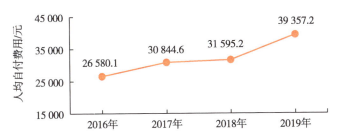

图 3-2-0-32　2016—2019 年医院质量监测系统数据库脑胶质瘤手术患者人均自付费用

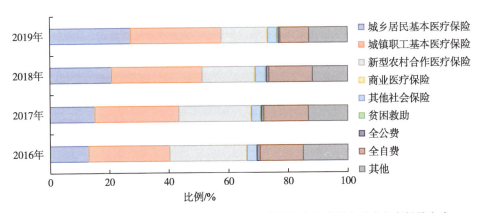

图 3-2-0-33　2016—2019 年医院质量监测系统数据库脑胶质瘤手术患者付款方式

2019 年 HQMS 数据库各省份住院患者人均住院总费用情况则有较大差距，其中新疆、西藏、吉林、湖南及广东等省份人均住院总费用相对较高（表 3-2-0-6）；而人均自付费用则以新疆、吉林、重庆、福建、北京等地区为高（表 3-2-0-7）；大部分省份的付款方式与全国总体的付款方式分布情况相同，主要以医疗保险支付为主，但西藏及上海等地区却表现为自费占据绝大比例的情况（图 3-2-0-34）。

第三部分 神经外科专业医疗质量分析

表 3-2-0-6 2019年医院质量监测系统数据库各省份脑胶质瘤住院患者人均住院总费用

单位:元

省份	人均住院总费用	省份	人均住院总费用	省份	人均住院总费用
安徽	46 317.8	湖北	47 739.4	陕西	43 082.2
北京	58 475.6	湖南	61 309.4	上海	88 346.1
福建	58 981.3	吉林	67 232	四川	42 815.1
甘肃	42 751.3	江苏	49 397.4	天津	80 666.4
广东	69 996.3	江西	35 010.2	西藏	63 332.1
广西	56 670.5	辽宁	43 734.2	新疆	66 846.6
贵州	56 860.0	内蒙古	33 975.7	云南	32 795.4
海南	43 047.8	宁夏	48 367.0	浙江	40 117.9
河北	56 554	青海	33 400.7	重庆	55 112.1
河南	36 945.2	山东	40 746.1		
黑龙江	48 464.1	山西	44 711.3		

表 3-2-0-7 2019年医院质量监测系统数据库各省份脑胶质瘤住院患者人均自付费用

单位:元

省份	人均自付费用	省份	人均自付费用	省份	人均自付费用
安徽	5 304.0	湖北	16 873.2	陕西	24 575.9
北京	34 650.5	湖南	28 479.7	上海	13 738.8
福建	40 445.9	吉林	42 375.2	四川	10 886.8
甘肃	8 586.1	江苏	14 649.7	天津	20 960.4
广东	27 008.2	江西	16 716.2	西藏	0
广西	26 331.1	辽宁	21 629.1	新疆	31 927.6
贵州	15 735.9	内蒙古	10 149.6	云南	4 807
海南	16 450.6	宁夏	20 600.7	浙江	9 681.0
河北	18 646.4	青海	20 095.3	重庆	34 160.5
河南	11 768.7	山东	12 978.6		
黑龙江	4 608.8	山西	18 075.2		

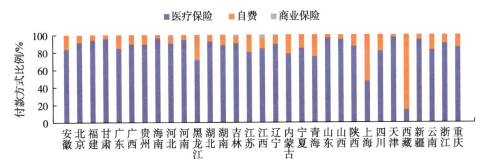

图 3-2-0-34 2019 年医院质量监测系统数据库各省份脑胶质瘤住院患者付款方式

七、一次性耗材使用情况

2016—2019 年 HQMS 数据库全国一次性医疗耗材费用 4 年内波动在 11 000~13 000 元,主要体现在检查、手术及治疗三个方面,手术耗材费用占据了医疗耗材费用支出的绝大部分,波动在 66%~70%,而治疗耗材费用波动在 25%~27%,检查耗材费用波动在 3%~6%(图 3-2-0-35)。

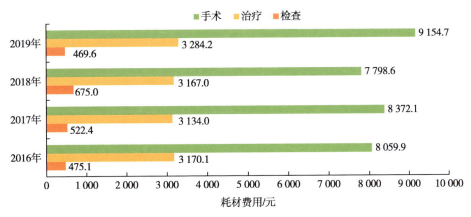

图 3-2-0-35 2016—2019 年医院质量监测系统数据库脑胶质瘤住院患者一次性医疗耗材费用及比例

根据 2019 年 HQMS 数据库各省份医疗耗材费用及比例,大部分省份医疗耗材费用主要集中在手术方面,其次是治疗方面,此外还有部分省份的耗材费用主要体现在治疗或检查方面(图 3-2-0-36)。全国一次性耗材总费用最高的地区分别为吉林、河北、天津(表 3-2-0-8)。

第三部分 神经外科专业医疗质量分析

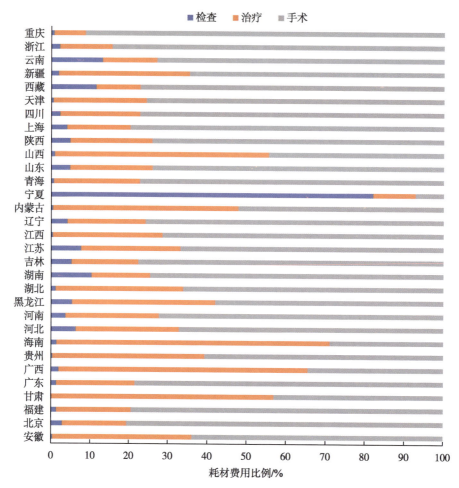

图 3-2-0-36 2019 年医院质量监测系统数据库各省份脑胶质瘤手术患者一次性医疗耗材费用比例

表 3-2-0-8 2019 年医院质量监测系统数据库各省份脑胶质瘤手术患者一次性医疗耗材费用及全国排名

省份	检查/元	治疗/元	手术/元	总费用/元	总费用排名
安徽	28.2	2 690.4	4 810.1	7 528.7	30
北京	845.2	4 815.8	23 460.7	29 121.7	13
福建	136.9	1 922.1	7 927.9	9 986.9	28
甘肃	0	5 126.5	3 871.4	8 997.9	29

续表

省份	检查/元	治疗/元	手术/元	总费用/元	总费用排名
广东	463.1	6 746	26 185.5	33 394.6	8
广西	377.4	12 134.1	6 576.0	19 087.5	24
贵州	43.5	5 223.5	8 131.2	13 398.2	27
海南	292.0	14 434.9	5 985.7	20 712.6	23
河北	2 475.3	10 398	26 374.3	39 247.6	2
河南	850.0	5 525.2	16 608.5	22 983.7	19
黑龙江	1 608.7	11 020.5	17 434.2	30 063.4	12
湖北	311.9	8 622.4	17 451.5	26 385.8	14
湖南	3 367.6	4 941.3	24 270.7	32 579.6	10
吉林	2 093.4	6 832	30 830.3	39 755.7	1
江苏	2 603.3	8 692.2	22 788.9	34 084.4	6
江西	104.4	6 586	16 680.2	23 370.6	18
辽宁	1 377.3	6 663.2	25 040.9	33 081.4	9
内蒙古	34.8	3 421.1	3 768.4	7 224.3	31
宁夏	20 159.7	2 655.1	1 759.7	24 574.5	17
青海	176.4	5 598.0	19 530.2	25 304.6	16
山东	1 080.9	4 779.0	16 616.9	22 476.8	20
山西	193.8	11 564.6	9 421.0	21 179.4	22
陕西	1 271.0	5 504.0	19 329.4	26 104.4	15
上海	1 542.4	6 205.8	30 359.4	38 107.6	4
四川	481.5	4 369.7	16 398.2	21 249.4	21
天津	233.0	9 255.7	29 241.1	38 729.8	3
西藏	3 482.3	3 476.4	23 403.7	30 362.4	11
新疆	675.0	11 668.8	22 550.6	34 894.4	5
云南	1 887.6	2 027.7	10 512.5	14 427.8	26
浙江	391.4	2 365.7	14 881.2	17 638.3	25
重庆	240.2	2 681.0	30 711.1	33 632.3	7

第三章 垂体瘤医疗质量分析

垂体瘤是较为常见的原发颅内肿瘤，目前基于美国人群注册登记系统报道的发病率仅次于脑膜瘤，约为 4.20/10 万人口，占全部颅内肿瘤的 16.9%。实际上垂体瘤在人群中的真实发病率可能远高于上述数值，研究报道其在尸体解剖中的发现率高达 20%~30%。因此，随着头部影像学检查在各级医院的逐渐普及以及大众对于健康的愈发关注，垂体瘤的检出率不断增加。垂体瘤造成的社会负担、卫生经济负担等已经成为全球关注的重点。

垂体瘤的治疗过程中存在以下几点需要特别关注。①各种治疗适应证及具体方案的选择：随着垂体瘤患者越来越多地被检出，尤其需要重点关注治疗问题，需要从国家卫生健康管理、医疗行为决策和卫生经济学等多个维度进行规范。绝大多数检出的垂体微腺瘤不需要治疗，只有持续增大、预期或已经产生明显临床表现的无功能垂体腺瘤、功能性垂体腺瘤需要治疗。整体而言，垂体瘤的综合治疗方案包括手术切除肿瘤、放射治疗和药物治疗，每种方法都有各自的适应证，取决于垂体瘤的类型、侵袭范围和手术切除情况等。②多学科协同诊治需要强化：垂体瘤由于累及重要的内分泌器官、又毗邻视神经等重要神经，患者除了颅内占位的临床表现外，还经常表现为内分泌异常或视力视野障碍，需要神经外科、内分泌科和眼科等多领域专科医生共同诊治。

由于国内历史的发展原因，目前神经外科仍然是治疗垂体瘤的最主要科室，针对神经外科收治的垂体瘤患者的多维度指标进行质量分析和控制，对于国内垂体瘤的诊疗现状、卫生经济负担等的深入理解大有裨益。

本章基于 HQMS 数据库，进行了垂体瘤患者相关数据的提取和分析，从神经系统疾病国家质控中心的角度，对我国垂体瘤患者在院诊疗情况进行分析并撰写以下报告。

一、服 务 量

针对垂体瘤单病种，根据国家卫生健康委员会发布的单病种质控指标内容,统计 2016—2019 年 HQMS 数据库各年度医院接诊的患者数量(图 3-3-0-1)。垂体瘤患者接诊数量在 2016—2018 年逐渐增加,2018 年达到高峰,2019 年有所下降。根据收集到的数据进行分析,2019 年各省、自治区、直辖市收治的患者总量见表 3-3-0-1。北京、福建、青海、天津和宁夏占据收治患者总数的前五位,经与相应地区人口进行标准化后,在相对诊疗数量方面北京、福建、青海位列前三位,以北京为 1,后两者分别为 0.51 与 0.48,表 3-3-0-1 更清晰地表明了北京仍是全国的垂体瘤诊疗中心,表中所反映的情况与各省份垂体瘤的医疗服务能力基本相符。

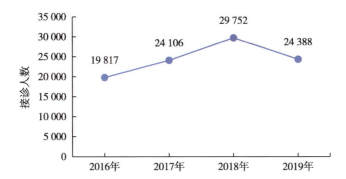

图 3-3-0-1　2016—2019 年医院质量监测系统数据库医院接诊的垂体瘤患者人数

表 3-3-0-1　2019 年医院质量监测系统数据库各省份收治垂体瘤能力

就诊医院所在省份	收治数量	全省人口/万人	2019 年相对诊疗量	全国排序情况
安徽	573	6 196	0.14	29
北京	1 444	2 173	1.00	1
福建	1 303	3 874	0.51	2
甘肃	293	2 610	0.17	24
广东	2 088	10 999	0.29	10
广西	802	4 838	0.25	16
贵州	536	3 555	0.23	17
海南	140	917	0.23	17
河北	1 267	7 470	0.26	14
河南	1 221	9 532	0.19	21
黑龙江	475	3 799	0.19	21
湖北	1 354	5 885	0.35	9

续表

就诊医院所在省份	收治数量	全省人口/万人	2019年相对诊疗量	全国排序情况
湖南	1 246	6 822	0.27	12
吉林	291	2 733	0.16	25
江苏	743	7 999	0.14	29
江西	448	4 592	0.15	27
辽宁	473	4 378	0.16	25
内蒙古	323	2 520	0.19	21
宁夏	197	675	0.44	6
青海	189	593	0.48	4
山东	1 816	9 947	0.27	12
山西	714	3 682	0.29	10
陕西	1 074	3 813	0.42	7
上海	415	2 420	0.26	14
四川	1 275	8 262	0.23	17
天津	492	1 562	0.47	5
西藏	15	331	0.07	31
新疆	780	4 796	0.49	3
云南	664	4 771	0.21	20
浙江	1 438	5 590	0.39	8
重庆	299	3 048	0.15	27

注：各省人口数据来自《中国统计年鉴2017》报告中2016年末的人口数。

相对诊疗数量：收治人数/人口总数，再以北京为1，计算相对诊疗数量。

对所提取的数据进行分析显示，垂体瘤手术量逐年增加、呈上升趋势（图3-3-0-2），而根据表3-3-0-2显示，2016—2019年手术量排名前三位的地区分别为北京（781例）、山东（461例）、广东（443例）。

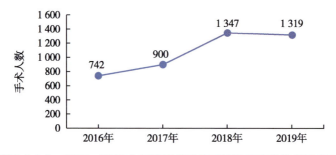

图3-3-0-2　2016—2019年医院质量监测系统数据库垂体瘤手术量

表 3-3-0-2　2016—2019 年医院质量监测系统数据库各省份垂体瘤手术量

就诊医院所在省份	手术量	排名	就诊医院所在省份	手术量	排名	就诊医院所在省份	手术量	排名
安徽	101	16	湖北	151	8	陕西	60	20
北京	781	1	湖南	77	19	上海	44	25
福建	112	14	吉林	58	21	四川	188	6
甘肃	16	30	江苏	112	14	天津	209	5
广东	443	3	江西	57	22	西藏	127	11
广西	147	9	辽宁	115	12	新疆	46	23
贵州	46	23	内蒙古	25	29	云南	115	12
海南	43	26	宁夏	16	30	浙江	30	27
河北	309	4	青海	28	28	重庆	101	16
河南	142	10	山东	461	2			
黑龙江	97	18	山西	152	7			

二、人口学特征

在 2016—2019 年 HQMS 数据库垂体瘤患者人口学特征见表 3-3-0-3。总体平均年龄 60.3 岁，女性占 56.1%，近四年，垂体瘤发病年龄及性别组成无明显变化。美国 CBTRUS 公布的 2013—2017 数据显示，美国垂体瘤患者平均年龄 51 岁，女性占 54.97%，其中性别分布基本一致，而我国患者平均年龄较高，提示我国需要入院治疗垂体瘤患者可能就诊时间偏晚。

表 3-3-0-3　2016—2019 年医院质量监测系统数据库垂体瘤患者的人口学特征

年份	平均年龄/岁	男性[n(%)]	女性[n(%)]
2016 年	60.2	8 760（44.2）	11 057（55.8）
2017 年	60.6	10 483（43.5）	13 623（56.5）
2018 年	60.3	13 056（43.9）	16 696（56.1）
2019 年	60.2	10 719（44.0）	13 669（56.0）
总体	60.3	43 018（43.9）	55 045（56.1）

三、疗效总体评价

2016—2019 年 HQMS 数据库垂体瘤患者的院内病死率逐年下降（图 3-3-0-3），

体现了国内本病种的治疗水平在逐渐提升。在 2016—2019 年，垂体瘤患者的感染率却呈现小幅上升趋势（图 3-3-0-4），这可能与神经内镜的广泛普及、经鼻蝶入路Ⅱ类手术切口的占比增加有关。以上结果提示相关感染仍然是垂体瘤患者诊疗过程中需密切关注的临床问题，必要时可针对性地开展垂体瘤相关感染的质控调查和临床研究。

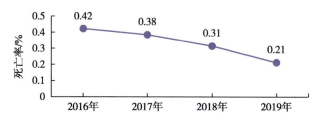

图 3-3-0-3　2016—2019 年医院质量监测系统数据库垂体瘤患者病死率变化

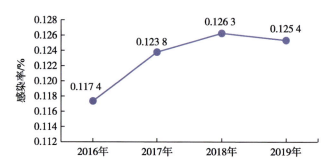

图 3-3-0-4　2016—2019 年医院质量监测系统数据库垂体瘤患者感染率变化

四、医疗过程分析

在 2016—2019 年 HQMS 数据库垂体瘤患者的平均住院日波动不大（图 3-3-0-5），始终在 14～15 天徘徊，明显高于 2017 年国内各科室平均水平 9.8 天，提示垂体瘤作为颅内肿瘤，手术治疗后的并发症可能仍然较多，导致患者住院时间较长。2019 年平均住院日较短的地区为西藏（9.7 天）、宁夏（10.6 天）、辽宁（10.6 天）。而北京平均住院日最长，达 41 天（表 3-3-0-4）。必须说明的是，由于数据采样的代表性在某些省份可能存在一定的偏倚，也许会导致某些省份的数据存在可纠正完善的空间。

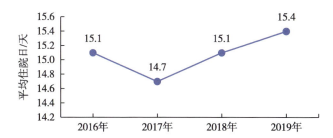

图 3-3-0-5 2016—2019 年医院质量监测系统数据库垂体瘤患者平均住院日情况

表 3-3-0-4 2019 年医院质量监测系统数据库各省份平均住院日情况　　单位：天

省份	平均住院日	排名	省份	平均住院日	排名	省份	平均住院日	排名
安徽	13.4	10	湖北	12.3	21	陕西	11.7	24
北京	41	1	湖南	11.4	27	上海	13.1	13
福建	16.5	4	吉林	12.6	17	四川	14.2	8
甘肃	11.6	26	江苏	12.5	19	天津	15.2	6
广东	13	14	江西	11.8	23	西藏	9.7	31
广西	13.8	9	辽宁	10.6	29	新疆	12.1	22
贵州	15.9	5	内蒙古	12.4	20	云南	14.4	7
海南	12.7	15	宁夏	10.6	29	浙江	25.2	2
河北	13.2	12	青海	13.4	10	重庆	20.9	3
河南	12.6	17	山东	10.8	28			
黑龙江	11.7	24	山西	12.7	15			

五、卫生经济学

2016—2019 年 HQMS 数据库垂体腺瘤患者的住院费用与平均住院日变化趋势基本相符，4 年内增高约 10.99%（图 3-3-0-6），其中抗菌药物费用占比自 2017—2019 增长了 6.05%（图 3-3-0-7）。在 2019 年上海的抗菌药物占总住院费用的 8.86%，位居全国第一位，新疆以 8.25% 的占比位居第二位，安徽以 7.37% 的占比位居第三位（表 3-3-0-5）。

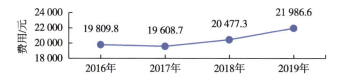

图 3-3-0-6 2016—2019 年医院质量监测系统数据库垂体瘤患者住院费用

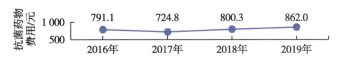

图 3-3-0-7　2016—2019 年医院质量监测系统数据库垂体瘤患者人均抗菌药物费用情况

表 3-3-0-5　2019 年医院质量监测系统数据库各省份平均抗菌药物使用情况比较

省份	次均抗菌药物费用/元	占总费用的比例/%	排名	省份	次均抗菌药物费用/元	占总费用的比例/%	排名
安徽	1 683.7	7.37	3	辽宁	703	4.24	11
北京	1 297.3	2.76	23	内蒙古	336.4	2.34	26
福建	711	3.71	17	宁夏	355.2	2.68	24
甘肃	144.7	1.09	31	青海	541.8	2.88	21
广东	959.9	3.92	13	山东	708.2	3.76	16
广西	1 346.7	5.93	6	山西	570.9	2.95	20
贵州	329	1.80	29	陕西	421.5	2.81	22
海南	1 379.3	6.60	4	上海	2 874.7	8.86	1
河北	1 193.8	6.13	5	四川	1 014.7	4.79	9
河南	688.9	3.90	14	天津	1 506.1	3.47	18
黑龙江	397.2	1.81	28	西藏	521	4.04	12
湖北	1 128	4.76	10	新疆	1 689.9	7.80	2
湖南	322.3	1.67	30	云南	424.3	3.15	19
吉林	1 415.8	5.65	7	浙江	409	2.56	25
江苏	782.7	3.79	15	重庆	908.7	5.03	8
江西	365.7	1.91	27				

在 2016—2019 年 HQMS 数据库垂体瘤患者的医疗付款方式中，各种医疗保险（城镇居民基本医疗保险/城镇职工基本医疗保险/其他社会保险/商业保险）所占比例逐渐增加，占比达 91.6%。其中，城乡居民基本医疗保险由 13.8% 增加至 25.5%（表 3-3-0-6），全自费患者的比例明显下降，累计下降达 33.33%；而全公费和新型农村合作医疗保险所占比例亦有下降。综上提示各种医疗保险已经成为垂体瘤患者最重要的付款方式，患者自己支付以治疗垂体瘤的情况明显好转。

2019 年新型农村合作医疗保险支付方式占比最高的省份为安徽，达到 35.2%，河南和吉林分别以 33.5% 和 33.3% 位列第二位和第三位。其次为贵州、海南和陕西，与各省农业人口的分布情况大致相同（表 3-3-0-7）。

表 3-3-0-6　2016—2019 年医院质量监测系统数据库垂体瘤单病种医疗付款方式 [n(%)]

年份	城镇职工基本医疗保险	城乡居民基本医疗保险	新型农村合作医疗保险	贫困救助	商业医疗保险	全公费	全自费	其他社会保险
2016	8 343(42.1)	2 736(13.8)	3 438(17.3)	19(0.1)	50(0.3)	294(1.5)	2 327(11.7)	2 610(13.2)
2017	9 970(41.3)	4 045(16.7)	3 863(16.0)	42(0.2)	69(0.3)	317(1.3)	2 792(11.6)	3 008(12.5)
2018	12 514(42)	6 418(21.6)	3 759(12.3)	80(0.3)	87(0.3)	311(1.0)	3 365(11.3)	3 309(11.2)
2019	10 403(42.7)	6 227(25.5)	2 792(11.4)	105(0.4)	95(0.4)	196(0.8)	1 911(7.8)	2 659(10.9)

表 3-3-0-7　2019 年医院质量监测系统数据库新型农村合作医疗保险支付方式占比情况 [n(%)]

省份	新型农村合作医疗保险	排名	省份	新型农村合作医疗保险	排名	省份	新型农村合作医疗保险	排名
安徽	202(35.2)	1	湖北	29(2.1)	25	陕西	240(22.4)	6
北京	47(3.2)	23	湖南	224(18)	7	上海	0	26
福建	148(11.3)	8	吉林	97(33.3)	3	四川省	79(6.2)	18
甘肃	0	26	江苏	21(2.8)	24	天津	18(3.7)	22
广东	94(4.5)	21	江西	0	26	西藏	0	26
广西	81(10.1)	14	辽宁	51(10.7)	10	新疆	43(6.9)	16
贵州	160(29.8)	4	内蒙古	21(6.5)	17	云南	69(10.4)	12
海南	33(23.6)	5	宁夏	11(5.6)	20	浙江	160(11.2)	9
河北	131(10.3)	13	青海	0	26	重庆	0	26
河南	409(33.5)	2	山东	125(6.9)	15			
黑龙江	27(5.7)	19	山西	76(10.6)	11			

必须注意的是，在 2016—2019 年，垂体瘤患者的自付费用仍然呈现逐年上升的趋势，由 2016 年的 5 609.6 元增长到 2019 年的 7 247.7 元，增长率为 29.20%，平均年增长 7.3%，高于同期住院总费用的增长幅度（图 3-3-0-8）。2019 年自付费用比例较高的省份有吉林（62.28%）、福建（57.59%）和江西（49.27%）。自付费用比例较低的省份有安徽、浙江和黑龙江，分别为 11.61%、15.97% 和 19.35%（表 3-3-0-8）。这可能与垂体瘤诊疗新技术在临床的广泛应用有关，部分项目尚未纳入保险覆盖领域，如果患者得到了更好的医疗质量，自付费用的轻度上涨是可以接受的。

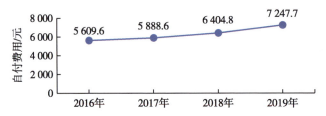

图 3-3-0-8　2016—2019 年医院质量监测系统数据库垂体腺瘤患者人均自付费用情况

表 3-3-0-8　2016—2019 年医院质量监测系统数据库各省份患者自付费用情况

省份	自付费用/元	占总费用的比例/%	排名	省份	自付费用/元	占总费用的比例/%	排名
安徽	2 654.2	11.61	31	辽宁	7 124.0	42.97	9
北京	9 855.6	20.99	27	内蒙古	6 026.8	41.96	12
福建	11 022.1	57.59	2	宁夏	6 128.9	46.33	5
甘肃	4 254.0	31.95	18	青海	5 164.1	27.48	21
广东	9 061.1	37.00	13	山东	6 669.7	35.38	15
广西	9 602.1	42.25	11	山西	8 451.1	43.68	7
贵州	4 175.0	22.88	25	陕西	7 315.2	48.81	4
海南	6 349.3	30.37	19	上海	9 750.9	30.05	20
河北	3 970.0	20.39	28	四川	5 377.3	25.39	23
河南	6 270.4	35.53	14	天津	10 134.5	23.33	24
黑龙江	4 245.8	19.35	29	西藏	2 794.4	21.66	26
湖北	8 065.0	34.00	16	新疆	9 665.2	45.04	6
湖南	8 435.0	43.62	8	云南	4 558.2	33.83	17
吉林	15 615.0	62.28	1	浙江	2 552.2	15.97	30
江苏	5 623.3	27.24	22	重庆	7 693.5	42.63	10
江西	9 456.9	49.27	3				

第四章　蛛网膜下腔出血医疗质量分析

本章数据来源于 HQMS 数据库，将 2016 年 1 月 1 日—2019 年 12 月 31 日蛛网膜下腔出血（aSAH）和主要手术为开颅夹闭术、介入手术的首次住院病案首页信息纳入分析。

2016—2019 年 aSAH 出院患者共 252 942 人次。

一、服 务 量

2016年HQMS数据库中aSAH总住院人次59 697人,其中开颅手术8 687人(14.6%),介入手术7 760人(13.0%),见表3-4-0-1、图3-4-0-1。未行开颅或者介入手术的共43 250人(72.4%)。

表3-4-0-1　2016年医院质量监测系统数据库中各省蛛网膜下腔出血治疗方式比较[n(%)]

省份	住院人次 (N=59 697)	外科治疗人次 (N=16 447)	开颅手术 (N=8 687)	介入治疗 (N=7 760)
安徽	1 947(3.3)	620(3.8)	159(1.8)	461(5.9)
北京	1 351(2.3)	631(3.8)	342(3.9)	289(3.7)
福建	1 426(2.4)	671(4.1)	391(4.5)	280(3.6)
甘肃	492(0.8)	34(0.2)	15(0.2)	19(0.2)
广东	5 038(8.4)	1 439(8.7)	381(4.4)	1 058(13.6)
广西	1 457(2.4)	279(1.7)	104(1.2)	175(2.3)
贵州	865(1.4)	100(0.6)	58(0.7)	42(0.5)
海南	422(0.7)	68(0.4)	32(0.4)	36(0.5)
河北	3 046(5.1)	914(5.6)	546(6.3)	368(4.7)
河南	3 699(6.2)	961(5.8)	596(6.9)	365(4.7)
黑龙江	2 266(3.8)	496(3.0)	339(3.9)	157(2.0)
湖北	2 484(4.2)	787(4.8)	488(5.6)	299(3.9)
湖南	2 891(4.8)	903(5.5)	659(7.6)	244(3.1)
吉林	1 949(3.3)	651(4.0)	412(4.7)	239(3.1)
江苏	4 132(6.9)	1 136(6.9)	594(6.8)	542(7.0)
江西	1 551(2.6)	619(3.8)	298(3.4)	321(4.1)
辽宁	3 467(5.8)	640(3.9)	297(3.4)	343(4.4)
内蒙古	1 071(1.8)	123(0.7)	61(0.7)	62(0.8)
宁夏	405(0.7)	101(0.6)	57(0.7)	44(0.6)
青海	272(0.5)	25(0.2)	7(0.1)	18(0.2)
山东	4 524(7.6)	1 413(8.6)	610(7.0)	803(10.3)
山西	1 383(2.3)	383(2.3)	162(1.9)	221(2.8)
陕西	883(1.5)	137(0.8)	85(1.0)	52(0.7)
上海	1 164(1.9)	460(2.8)	153(1.8)	307(4.0)
四川	4 731(7.9)	1 234(7.5)	960(11.1)	274(3.5)
天津	839(1.4)	147(0.9)	49(0.6)	98(1.3)
西藏	107(0.2)	0	0	0
新疆	738(1.2)	57(0.3)	38(0.4)	19(0.2)
云南	1 035(1.7)	328(2.0)	124(1.4)	204(2.6)
浙江	2 806(4.7)	897(5.5)	524(6.0)	373(4.8)
重庆	1 256(2.1)	193(1.2)	146(1.7)	47(0.6)

第三部分　神经外科专业医疗质量分析

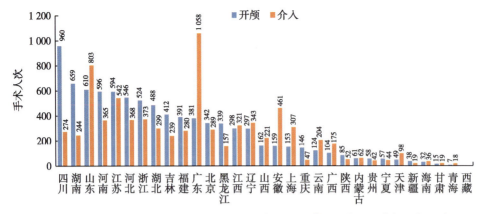

图 3-4-0-1　2016 年医院质量监测系统数据库各省份蛛网膜下腔出血患者行开颅及介入手术人次

2017 年 HQMS 数据库中 aSAH 总人次 67 263 人，开颅手术 9 847 人（14.6%），介入手术 9 599 人（14.3%），见表 3-4-0-2、图 3-4-0-2。未行开颅或者介入手术的共 47 817 人（71.1%）。

表 3-4-0-2　2017 年医院质量监测系统数据库各省份蛛网膜下腔出血治疗方式比较 [n(%)]

省份	住院人次 (N=67 263)	外科治疗人次 (N=19 446)	开颅手术 (N=9 847)	介入治疗 (N=9 599)
安徽	2 241（3.3）	748（3.8）	130（1.3）	618（6.4）
北京	1 399（2.1）	651（3.3）	328（3.3）	323（3.4）
福建	1 626（2.4）	775（4.0）	419（4.3）	356（3.7）
甘肃	669（1.0）	61（0.3）	23（0.2）	38（0.4）
广东	5 753（8.6）	1 672（8.6）	477（4.8）	1 195（12.4）
广西	1 958（2.9）	469（2.4）	174（1.8）	295（3.1）
贵州	1 170（1.7）	222（1.1）	120（1.2）	102（1.1）
海南	462（0.7）	114（0.6）	35（0.4）	79（0.8）
河北	3 934（5.8）	1 174（6.0）	676（6.9）	498（5.2）
河南	3 520（5.2）	821（4.2）	473（4.8）	348（3.6）
黑龙江	2 288（3.4）	626（3.2）	428（4.3）	198（2.1）
湖北	3 026（4.5）	1 026（5.3）	606（6.2）	420（4.4）
湖南	3 483（5.2）	1 009（5.2）	665（6.8）	344（3.6）
吉林	2 256（3.4）	862（4.4）	441（4.5）	421（4.4）
江苏	4 616（6.9）	1 348（6.9）	822（8.3）	526（5.5）

续表

省份	住院人次 (N=67 263)	外科治疗人次 (N=19 446)	开颅手术 (N=9 847)	介入治疗 (N=9 599)
江西	1 735(2.6)	725(3.7)	400(4.1)	325(3.4)
辽宁	3 776(5.6)	664(3.4)	244(2.5)	420(4.4)
内蒙古	1 144(1.7)	159(0.8)	76(0.8)	83(0.9)
宁夏	418(0.6)	141(0.7)	59(0.6)	82(0.9)
青海	258(0.4)	44(0.2)	19(0.2)	25(0.3)
山东	4 971(7.4)	1 534(7.9)	539(5.5)	995(10.4)
山西	1 635(2.4)	542(2.8)	232(2.4)	310(3.2)
陕西	1 071(1.6)	133(0.7)	79(0.8)	54(0.6)
上海	1 076(1.6)	416(2.1)	148(1.5)	268(2.8)
四川	5 495(8.2)	1 612(8.3)	1 219(12.4)	393(4.1)
天津	785(1.2)	124(0.6)	70(0.7)	54(0.6)
西藏	132(0.2)	2(0.0)	2(0.0)	0
新疆	857(1.3)	176(0.9)	132(1.3)	44(0.5)
云南	1 059(1.6)	360(1.9)	128(1.3)	232(2.4)
浙江	2 921(4.3)	926(4.8)	472(4.8)	454(4.7)
重庆	1 529(2.3)	310(1.6)	211(2.1)	99(1.0)

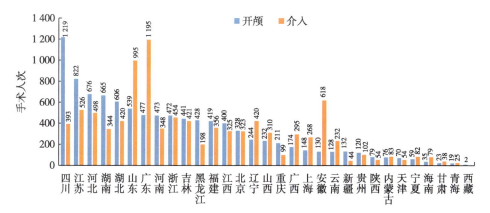

图 3-4-0-2　2017 年医院质量监测系统数据库各省份蛛网膜下腔出血行开颅及介入手术人次

2018 年 HQMS 数据库中 aSAH 总人次 73 662 人，开颅手术 11 880 人（16.1%），介入手术 12 358 人（16.8%），见表 3-4-0-3、图 3-4-0-3。未行开颅或者介入手术的共 49 424 人（67.1%）。

表 3-4-0-3　2018 年医院质量监测系统数据库各省份蛛网膜下腔出血治疗方式比较[n(%)]

省份	住院人次 (N=73 662)	外科治疗人次 (N=24 238)	开颅手术 (N=11 880)	介入治疗 (N=12 358)
安徽	2 296(3.1)	881(3.6)	283(2.4)	598(4.8)
北京	1 439(2.0)	710(2.9)	302(2.5)	408(3.3)
福建	1 736(2.4)	833(3.4)	448(3.8)	385(3.1)
甘肃	771(1.0)	157(0.6)	39(0.3)	118(1.0)
广东	6 530(8.9)	1 964(8.1)	644(5.4)	1 320(10.7)
广西	2 380(3.2)	743(3.1)	190(1.6)	553(4.5)
贵州	1 470(2.0)	447(1.8)	165(1.4)	282(2.3)
海南	514(0.7)	154(0.6)	41(0.3)	113(0.9)
河北	4 077(5.5)	1 234(5.1)	698(5.9)	536(4.3)
河南	3 475(4.7)	1 076(4.4)	556(4.7)	520(4.2)
黑龙江	2 576(3.5)	844(3.5)	567(4.8)	277(2.2)
湖北	3 449(4.7)	1 423(5.9)	882(7.4)	541(4.4)
湖南	3 987(5.4)	1 162(4.8)	719(6.1)	443(3.6)
吉林	2 307(3.1)	925(3.8)	456(3.8)	469(3.8)
江苏	4 650(6.3)	1 389(5.7)	840(7.1)	549(4.4)
江西	2 130(2.9)	1 012(4.2)	493(4.1)	519(4.2)
辽宁	3 853(5.2)	750(3.1)	291(2.4)	459(3.7)
内蒙古	1 308(1.8)	277(1.1)	148(1.2)	129(1.0)
宁夏	412(0.6)	154(0.6)	73(0.6)	81(0.7)
青海	252(0.3)	45(0.2)	13(0.1)	32(0.3)
山东	5 578(7.6)	2 162(8.9)	778(6.5)	1 384(11.2)
山西	1 580(2.1)	538(2.2)	197(1.7)	341(2.8)
陕西	1 387(1.9)	254(1.0)	130(1.1)	124(1.0)
上海	1 177(1.6)	476(2.0)	164(1.4)	312(2.5)
四川	5 951(8.1)	2 010(8.3)	1 402(11.8)	608(4.9)
天津	1 172(1.6)	151(0.6)	83(0.7)	68(0.6)
西藏	153(0.2)	24(0.1)	6(0.1)	18(0.1)
新疆	926(1.3)	232(1.0)	155(1.3)	77(0.6)
云南	1 357(1.8)	457(1.9)	187(1.6)	270(2.2)
浙江	3 331(4.5)	1 272(5.2)	655(5.5)	617(5.0)
重庆	1 438(2.0)	482(2.0)	275(2.3)	207(1.7)

2019 年 HQMS 数据库中 aSAH 总人次 52 689 人,开颅手术 9 378 人(17.8%),介入手术 10 343 人(19.6%),见表 3-4-0-4、图 3-4-0-4。未行开颅或者介入手术的共 32 968 人(62.6%)。

第三部分 神经外科专业医疗质量分析

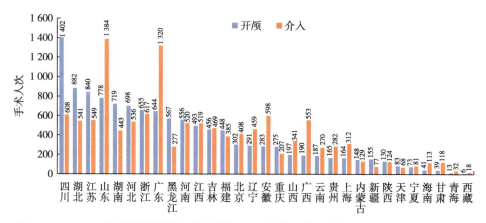

图 3-4-0-3 2018年医院质量监测系统数据库各省份蛛网膜下腔出血行开颅及介入手术人次

表 3-4-0-4 2019年医院质量监测系统数据库各省份蛛网膜下腔出血主要治疗方式比较[n(%)]

省份	住院人次 (N=52 689)	外科治疗人次 (N=19 721)	开颅手术 (N=9 378)	介入治疗 (N=10 343)
安徽	1 564(3.0)	773(3.9)	290(3.1)	483(4.7)
北京	1 038(2.0)	603(3.1)	212(2.3)	391(3.8)
福建	1 642(3.1)	837(4.2)	490(5.2)	347(3.4)
甘肃	501(1.0)	107(0.5)	18(0.2)	89(0.9)
广东	4 093(7.8)	1 367(6.9)	423(4.5)	944(9.1)
广西	2 127(4.0)	730(3.7)	216(2.3)	514(5.0)
贵州	1 060(2.0)	299(1.5)	79(0.8)	220(2.1)
海南	295(0.6)	111(0.6)	23(0.2)	88(0.9)
河北	3 348(6.4)	1 416(7.2)	735(7.8)	681(6.6)
河南	2 676(5.1)	994(5.0)	486(5.2)	508(4.9)
黑龙江	2 467(4.7)	828(4.2)	530(5.7)	298(2.9)
湖北	3 435(6.5)	1 560(7.9)	1 067(11.4)	493(4.8)
湖南	3 140(6.0)	930(4.7)	570(6.1)	360(3.5)
吉林	1 712(3.2)	646(3.3)	302(3.2)	344(3.3)
江苏	2 883(5.5)	1 033(5.2)	478(5.1)	555(5.4)
江西	1 885(3.6)	965(4.9)	513(5.5)	452(4.4)
辽宁	2 131(4.0)	422(2.1)	146(1.6)	276(2.7)
内蒙古	849(1.6)	169(0.9)	72(0.8)	97(0.9)
宁夏	180(0.3)	69(0.3)	15(0.2)	54(0.5)
青海	133(0.3)	34(0.2)	13(0.1)	21(0.2)
山东	3 719(7.1)	1 590(8.1)	577(6.2)	1 013(9.8)
山西	902(1.7)	342(1.7)	119(1.3)	223(2.2)

续表

省份	住院人次 (N=52 689)	外科治疗人次 (N=19 721)	开颅手术 (N=9 378)	介入治疗 (N=10 343)
陕西	1 133（2.2）	292（1.5）	118（1.3）	174（1.7）
上海	736（1.4）	309（1.6）	97（1.0）	212（2.0）
四川	3 612（6.9）	1 448（7.3）	903（9.6）	545（5.3）
天津	1 129（2.1）	138（0.7）	75（0.8）	63（0.6）
西藏	193（0.4）	43（0.2）	13（0.1）	30（0.3）
新疆	823（1.2）	310（1.4）	192（1.8）	118（1.0）
云南	940（1.8）	351（1.8）	132（1.4）	219（2.1）
浙江	1 727（3.3）	799（4.1）	367（3.9）	432（4.2）
重庆	616（1.2）	206（1.0）	107（1.1）	99（1.0）

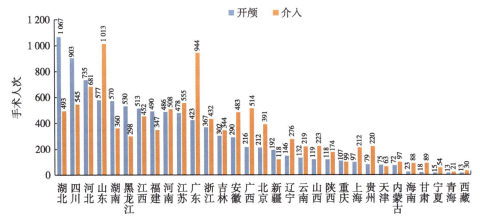

图 3-4-0-4 2019 年医院质量监测系统数据库各省份蛛网膜下腔出血行开颅及介入手术人次

2016—2019 年 HQMS 数据库中 aSAH 开颅及介入手术的变化情况见图 3-4-0-5。

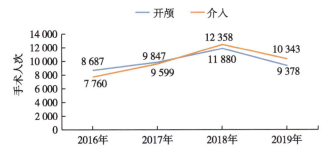

图 3-4-0-5 2016—2019 年医院质量监测系统数据库中蛛网膜下腔出血开颅及介入手术例数比较

二、蛛网膜下腔出血医疗质量分析

2016—2019 年 HQMS 数据库中蛛网膜下腔出血不同方式手术治疗与非手术治疗医疗质量比较见表 3-4-0-5～表 3-4-0-8。

表 3-4-0-5　2016 年医院质量监测系统数据库中蛛网膜下腔出血不同方式手术治疗与非手术治疗医疗质量比较

项目	总住院患者（N=59 629）	行开颅手术患者（N=8 683）	行介入治疗患者（N=7 757）
年龄 / 岁[1]	59.0（49.0，67.0）	56.0（48.0，63.0）	57.0（48.0，65.0）
男性[n（%）]	25 403（42.6）	3 311（38.1）	2 804（36.1）
平均住院日 / 天[1]	13.0（5.0，19.0）	18.0（13.0，25.0）	15.0（11.0，21.0）
离院方式[n（%）]			
非医嘱离院	8 749（14.7）	839（9.7）	504（6.5）
死亡	2 820（4.7）	197（2.3）	141（1.8）
费用 / 元[1]			
次均住院费	34 247.7（11 546.8，103 201.8）	83 062.9（64 418.2，111 425.7）	138 321.9（108 506.7，176 699.7）
其中自付金额	890.2（0.0，21 854.2）	604.0（0.0，56 387.1）	37 388.3（0.0，99 869.3）
其中抗菌药物费用	0.0（0.0，961.1）	988.2（0.0，4 234.1）	0.0（0.0，1 602.3）
其中手术一次性医疗材料费用	267.8（0.0，19 462.0）	19 895.8（6 159.4，31 603.5）	56 451.4（452.7，97 389.1）
医疗付款方式[n（%）]			
城镇职工基本医疗保险	13 051（21.9）	1 471（16.9）	1 779（22.9）
城乡居民基本医疗保险	8 954（15.0）	1 209（13.9）	1 357（17.5）
新型农村合作医疗保险	16 829（28.2）	2 949（34.0）	1 821（23.5）
贫困救助	115（0.2）	20（0.2）	5（0.1）
商业医疗保险	212（0.4）	21（0.2）	11（0.1）
全公费	396（0.7）	41（0.5）	34（0.4）
全自费	11 823（19.8）	1 617（18.6）	1 668（21.5）

[1]：数据为 $P_{50}（P_{25}，P_{75}）$。

第三部分 神经外科专业医疗质量分析

表 3-4-0-6 2017 年医院质量监测系统数据库中蛛网膜下腔出血不同方式手术治疗与非手术治疗医疗质量比较

项目	总住院患者 (N=67 135)	行开颅手术患者 (N=9 845)	行介入治疗患者 (N=9 592)
年龄/岁①	59.0(50.0, 68.0)	56.0(49.0, 64.0)	57.0(49.0, 65.0)
男性[n(%)]	28 229(42.0)	3 736(37.9)	3 414(35.6)
	13.0(5.0, 19.0)	18.0(13.0, 25.0)	15.0(11.0, 21.0)
离院方式[n(%)]			
非医嘱离院	10 573(15.7)	958(9.7)	748(7.8)
死亡	3 092(4.6)	201(2.0)	202(2.1)
费用/元①			
次均住院费	37 219.9(11 903.6, 109 873.3)	85 551.3(66 450.6, 115 964.8)	140 712.0(109 725.5, 180 154.4)
其中自付金额	1 606.8(0.0, 24 927.3)	8 809.4(0.0, 56 055.3)	37 087.0(0.0, 101 736.9)
其中抗菌药物费用	0.0(0.0, 980.9)	1 071.7(3.8, 4 014.5)	2.0(0.0, 1 599.6)
其中手术一次性医疗材料费用	550.2(0.0, 22 695.3)	20 408.0(7 514.5, 33 090.2)	62 010.6(1 503.0, 100 990.1)
医疗付款方式[n(%)]			
城镇职工基本医疗保险	14 512(21.6)	1 679(17.1)	2 322(24.2)
城乡居民基本医疗保险	12 137(18.1)	1 690(17.2)	1 899(19.8)
新型农村合作医疗保险	17 654(26.3)	3 000(30.5)	2 081(21.7)
贫困救助	196(0.3)	15(0.2)	10(0.1)
商业医疗保险	366(0.5)	52(0.5)	40(0.4)
全公费	487(0.7)	61(0.6)	52(0.5)
全自费	13 277(19.8)	1 958(19.9)	1 996(20.8)

①：数据为 $P_{50}(P_{25}, P_{75})$。

表 3-4-0-7 2018 年医院质量监测系统数据库中蛛网膜下腔出血不同方式手术治疗与非手术治疗医疗质量比较

项目	总住院患者 (N=73 545)	行开颅手术患者 (N=11 874)	行介入治疗患者 (N=12 355)
年龄/岁①	60.0(50.0, 68.0)	56.0(50.0, 64.0)	57.0(49.0, 65.0)
男性[n(%)]	30 570(41.6)	4 542(38.3)	4 417(35.8)
平均住院日/天①	13.0(6.0, 20.0)	18.0(13.0, 26.0)	15.0(11.0, 21.0)
离院方式[n(%)]			
非医嘱离院	11 433(15.5)	1 140(9.6)	989(8.0)
死亡	3 400(4.6)	277(2.3)	281(2.3)

续表

项目	总住院患者 （N=73 545）	行开颅手术患者 （N=11 874）	行介入治疗患者 （N=12 355）
费用/元[①]			
次均住院费	47 751.1（13 022.1, 118 504.5）	87 335.2（67 137.3, 118 894.5）	140 874.5（111 548.0, 180 216.1）
其中自付金额	2 886.0（0.0, 30 478.2）	17 300.9（0.0, 57 399.9）	38 202.9（0.0, 97 067.6）
其中抗菌药物费用	0.0（0.0, 1 152.9）	1 193.2（62.9, 4 487.2）	35.4（0.0, 1 705.9）
其中手术一次性医 　疗材料费用	788.2（0.0, 27 061.1）	20 379.0（6 566.1, 34 006.6）	62 180.6（1 300.1, 100 438.2）
医疗付款方式[n（%）]			
城镇职工基本医疗 　保险	16 902（23.0）	2 370（20.0）	3 236（26.2）
城乡居民基本医疗 　保险	18 101（24.6）	3 050（25.7）	3 179（25.7）
新型农村合作医疗 　保险	15 125（20.6）	2 480（20.9）	2 341（18.9）
贫困救助	269（0.4）	31（0.3）	19（0.2）
商业医疗保险	469（0.6）	138（1.2）	61（0.5）
全公费	526（0.7）	53（0.4）	58（0.5）
全自费	13 268（18.0）	2 199（18.5）	2 082（16.9）

①数据为P_{50}（P_{25}, P_{75}）。

表3-4-0-8　2019年医院质量监测系统数据库中蛛网膜下腔出血不同方式手术治疗与
非手术治疗医疗质量比较

项目	总住院患者 （N=52 633）	行开颅手术患者 （N=9 374）	行介入治疗患者 （N=10 340）
年龄/岁[①]	60.0（51.0, 68.0）	56.0（50.0, 65.0）	57.0（50.0, 66.0）
男性[n（%）]	21 761（41.3）	3 653（39.0）	3 589（34.7）
平均住院日/天[①]	13.0（6.0, 19.0）	18.0（13.0, 26.0）	15.0（11.0, 21.0）
离院方式[n（%）]			
非医嘱离院	8 549（16.2）	1 055（11.3）	801（7.7）
死亡	2 422（4.6）	228（2.4）	237（2.3）
费用/元[①]			
次均住院费	59 660.5（14 787.5, 130 642.8）	93 331.2（70 201.2, 127 541.2）	150 754.9（117 848.1, 192 575.7）
其中自付金额	6 230.4（0.0, 42 038.4）	26 059.0（0.0, 61 618.0）	48 711.9（0.0, 99 617.5）
其中抗菌药物费用	0.0（0.0, 1 132.0）	925.3（0.0, 4 061.9）	0.0（0.0, 1 659.5）
其中手术一次性医 　疗材料费用	1 276.4（0.0, 36 401.5）	21 153.6（7 643.9, 37 007.7）	66 374.7（1 879.5, 107 499.2）

第三部分 神经外科专业医疗质量分析

续表

项目	总住院患者 (N=52 633)	行开颅手术患者 (N=9 374)	行介入治疗患者 (N=10 340)
医疗付款方式[n(%)]			
城镇职工基本医疗保险	12 127(23.0)	1 870(19.9)	2 639(25.5)
城乡居民基本医疗保险	15 398(29.3)	2 967(31.7)	3 072(29.7)
新型农村合作医疗保险	10 361(19.7)	1 812(19.3)	1 975(19.1)
贫困救助	266(0.5)	42(0.4)	29(0.3)
商业医疗保险	309(0.6)	85(0.9)	35(0.3)
全公费	415(0.8)	45(0.5)	58(0.6)
全自费	7 755(14.7)	1 322(14.1)	1 249(12.1)

①数据为 $P_{50}(P_{25},P_{75})$。

第五章 脑出血医疗质量分析

本章数据来源于2016—2019年HQMS数据库,旨在了解神经外科治疗脑出血(ICH)的中国住院患者情况、地区差异性,相关因素的影响情况。

一、服 务 量

2016年HQMS数据库中脑出血总人次290 255人,手术48 958人(16.9%),非手术241 297人(83.1%),见图3-5-0-1。

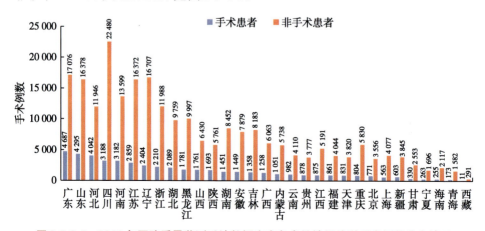

图3-5-0-1 2016年医院质量监测系统数据库中各省份神经外科手术例数分布情况

2017年HQMS数据库中脑出血总人次321 109人,手术54 578人(17.0%),非手术266 531人(83.0%),见图3-5-0-2。

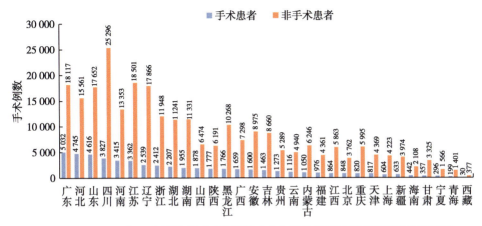

图3-5-0-2　2017年医院质量监测系统数据库中各省份神经外科手术例数分布情况

2018年HQMS数据库中脑出血总人次344 697人,手术63 739人(18.5%),非手术280 958人(81.5%),见图3-5-0-3。

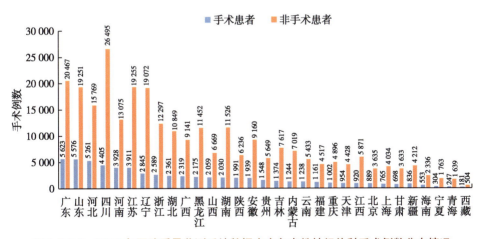

图3-5-0-3　2018年医院质量监测系统数据库中各省份神经外科手术例数分布情况

2019年HQMS数据库中脑出血总人次235 870人,手术48 491人(20.6%),非手术187 379人(79.4%),见图3-5-0-4。

2016—2019年HQMS数据库中神经外科手术例数分布变化情况见图3-5-0-5。

第三部分 神经外科专业医疗质量分析

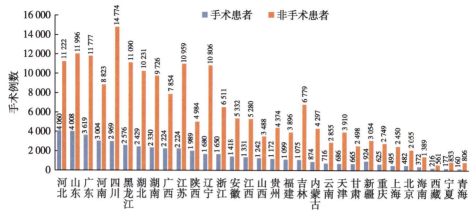

图 3-5-0-4　2019 年医院质量监测系统数据库中各省份神经外科手术例数分布情况

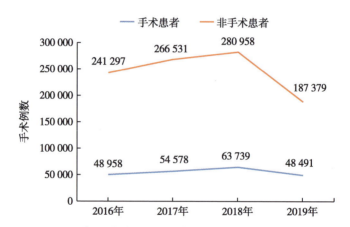

图 3-5-0-5　2016—2019 年医院质量监测系统数据库中神经外科手术例数分布变化情况

二、脑出血住院患者医疗质量分析

2016—2019 年 HQMS 数据库中脑出血手术治疗与非手术治疗医疗质量比较见表 3-5-0-1～表 3-5-0-4。

表 3-5-0-1　2016 年医院质量监测系统数据库中脑出血手术治疗与非手术治疗医疗质量比较

项目	总住院患者 （N=289 874）	手术治疗患者 （N=48 904）	非手术治疗患者 （N=240 970）
年龄/岁[①]	62.0（52.0, 71.0）	59.0（50.0, 67.0）	62.0（52.0, 72.0）
男性[n（%）]	182 833（63.1）	31 759（64.9）	151 074（62.7）
平均住院日/天[①]	14.0（8.0, 23.0）	20.0（10.0, 32.0）	14.0（8.0, 21.0）

第三部分　神经外科专业医疗质量分析

续表

项目	总住院患者 (N=289 874)	手术治疗患者 (N=48 904)	非手术治疗患者 (N=240 970)
离院方式[n(%)]			
非医嘱离院	42 973(14.8)	9 485(19.4)	33 488(13.9)
死亡	15 491(5.3)	3 529(7.2)	11 962(5.0)
费用/元①			
次均住院费	18 266.8(9 379.9, 38 251.5)	57 801.7(35 582.3, 91 663.0)	15 040.8(8 263.0, 27 585.0)
其中自付金额	314.9(0.0, 9 894.4)	874.9(0.0, 31 447.3)	299.7(0.0, 8 052.4)
其中抗菌药物费用	0.0(0.0, 640.0)	750.9(0.0, 3 679.2)	0.0(0.0, 193.0)
主要医疗付款方式[n(%)]			
城镇职工基本医疗保险	70 661(24.4)	10 753(22.0)	59 908(24.9)
城乡居民基本医疗保险	45 454(15.7)	7 383(15.1)	38 071(15.8)
新型农村合作医疗保险	86 924(30.0)	15 342(31.4)	71 582(29.7)
贫困救助	794(0.3)	117(0.2)	677(0.3)
商业医疗保险	1 202(0.4)	172(0.4)	1 030(0.4)
全公费	2 430(0.8)	508(1.0)	1 922(0.8)
全自费	46 138(15.9)	8 658(17.7)	37 480(15.6)

①数据为 $P_{50}(P_{25}, P_{75})$。

表 3-5-0-2　2017 年医院质量监测系统数据库中脑出血手术治疗与非手术治疗医疗质量比较

项目	总住院患者 (N=320 476)	手术治疗患者 (N=54 508)	非手术治疗患者 (N=265 968)
年龄/岁①	62.0(52.0, 71.0)	59.0(50.0, 67.0)	63.0(53.0, 72.0)
男性[n(%)]	201 996(63.0)	35 325(64.8)	166 671(62.7)
平均住院日/天①	14.0(8.0, 22.0)	20.0(10.0, 32.0)	14.0(7.0, 21.0)
离院方式[n(%)]			
非医嘱离院	48 509(15.1)	10 730(19.7)	37 779(14.2)
死亡	16 675(5.2)	3 792(7.0)	12 883(4.8)
费用/元①			
次均住院费	17 936.4(9 271.8, 38 655.3)	59 686.8(36 970.9, 94 158.6)	14 731.5(8 177.2, 27 055.1)
其中自付金额	827.1(0.0, 10 088.7)	5 287.0(0.0, 32 483.9)	686.5(0.0, 8 001.7)
其中抗菌药物费用	0.0(0.0, 710.3)	883.2(0.0, 3 713.1)	0.0(0.0, 235.2)

续表

项目	总住院患者 (N=320 476)	手术治疗患者 (N=54 508)	非手术治疗患者 (N=265 968)
主要医疗付款方式[n(%)]			
城镇职工基本医疗保险	76 409(23.8)	12 083(22.2)	64 326(24.2)
城乡居民基本医疗保险	61 682(19.2)	10 040(18.4)	51 642(19.4)
新型农村合作医疗保险	88 145(27.5)	15 548(28.5)	72 597(27.3)
贫困救助	1 393(0.4)	180(0.3)	1 213(0.5)
商业医疗保险	1 696(0.5)	290(0.5)	1 406(0.5)
全公费	2 854(0.9)	545(1.0)	2 309(0.9)
全自费	50 951(15.9)	9 717(17.8)	41 234(15.5)

①数据为 P_{50}(P_{25}, P_{75})。

表 3-5-0-3　2018 年医院质量监测系统数据库中脑出血手术治疗与非手术治疗医疗质量比较

项目	总住院患者 (N=344 291)	手术治疗患者 (N=63 668)	非手术治疗患者 (N=279 623)
年龄/岁①	62.0(52.0, 71.0)	59.0(50.0, 68.0)	63.0(53.0, 72.0)
男性[n(%)]	217 863(63.3)	41 530(65.2)	176 333(62.8)
平均住院日/天①	14.0(8.0, 22.0)	20.0(10.0, 32.0)	13.0(7.0, 20.0)
离院方式[n(%)]			
非医嘱离院	53 265(15.5)	12 270(19.3)	40 995(14.6)
死亡	17 774(5.2)	4 238(6.7)	13 536(4.8)
费用/元①			
次均住院费	18 120.8(9 468.0, 39 735.1)	61 853.8(38 054.1, 98 320.0)	14 575.9(8 246.2, 26 459.7)
其中自付金额	1 675.2(0.0, 10 788.3)	8 323.1(0.0, 34 501.8)	1 403.7(0.0, 8 308.1)
其中抗菌药物费用	0.0(0.0, 801.0)	1 017.0(0.0, 3 927.7)	0.0(0.0, 256.4)
主要医疗付款方式[n(%)]			
城镇职工基本医疗保险	84 752(24.6)	14 409(22.6)	70 343(25.1)
城乡居民基本医疗保险	91 171(26.5)	16 588(26.1)	74 583(26.6)
新型农村合作医疗保险	71 280(20.7)	13 952(21.9)	57 328(20.4)
贫困救助	2 146(0.6)	307(0.5)	1 839(0.7)
商业医疗保险	1 909(0.6)	443(0.7)	1 466(0.5)
全公费	3 026(0.9)	613(1.0)	2 413(0.9)
全自费	52 299(15.2)	10 593(16.6)	41 706(14.9)

①数据为 P_{50}(P_{25}, P_{75})。

表 3-5-0-4　2019 年医院质量监测系统数据库中脑出血手术治疗与非手术治疗医疗质量比较

项目	总住院患者 （N=235 592）	手术治疗患者 （N=48 435）	非手术治疗患者 （N=187 157）
年龄/岁①	62.0（53.0，71.0）	59.0（51.0，68.0）	63.0（53.0，72.0）
男性[n（%）]	150 491（63.9）	31 668（65.4）	118 823（63.5）
平均住院日/天①	14.0（8.0，22.0）	20.0（11.0，31.0）	13.0（7.0，20.0）
离院方式[n（%）]			
非医嘱离院	37 610（16.0）	9 565（19.7）	28 045（15.0）
死亡	12 202（5.2）	3 114（6.4）	9 088（4.9）
费用/元①			
次均住院费	19 312.0（9 848.6，44 252.1）	66 309.7（41 119.9，104 901.5）	14 934.6（8 431.8，27 486.1）
其中自付金额	3 278.4（0.0，13 114.9）	14 372.5（0.0，39 910.1）	2 699.3（0.0，9 536.2）
其中抗菌药物费用	0.0（0.0，955.8）	1 097.7（0.0，4 125.6）	0.0（0.0，287.0）
主要医疗付款方式[n（%）]			
城镇职工基本医疗保险	58 390（24.8）	10 725（22.1）	47 665（25.5）
城乡居民基本医疗保险	68 910（29.2）	14 481（29.9）	54 429（29.1）
新型农村合作医疗保险	47 890（20.3）	10 343（21.4）	37 547（20.1）
贫困救助	1 827（0.8）	331（0.7）	1 496（0.8）
商业医疗保险	1 395（0.6）	266（0.5）	1 129（0.6）
全公费	1 983（0.8）	394（0.8）	1 589（0.8）
全自费	31 279（13.3）	6 845（14.1）	24 434（13.1）

①数据为 P_{50}（P_{25}，P_{75}）。

第六章　创伤性脑损伤医疗质量分析

创伤性脑损伤（简称"脑创伤"）是全球范围致残、致死的主要原因之一，是长期的公共卫生挑战。据估计，2016 年全球新增脑创伤 2 700 万例，每年经济成本高达 4 000 亿美元。随着人口密度的增加、老龄化、城市化，脑创伤负担呈上升趋势。1990—2016 年，全球脑创伤年龄标准化患病率增加了 8.4%。研究显示，在中低收入国家，道路交通事故是最常见的原因，但跌倒已成为高收入国家脑创伤的首要致伤原因。

可靠且持续的流行病学数据，对于掌握区域脑创伤流行病学特征，改善预

第三部分 神经外科专业医疗质量分析

防行动,协调医疗资源,至关重要。美国疾病控制和预防中心长期对脑创伤急诊、住院和死亡情况进行监测。我国脑创伤的流行病学研究和监测工作有限。一项基于结构化问卷的全国性调查显示,2013 年的患病率为 442.4/10 万人。2014—2017 年的一项多中心观察性研究表明,交通事故仍然是脑创伤住院患者的主要致伤原因。然而,大多数研究缺乏全国代表性,对脑创伤的长期和持续监测尚未建立。

本章数据来源于 HQMS 数据库,通过提取数据库中 2018 年脑创伤相关住院病例人口统计学特征、致伤原因及就诊医院信息,分析脑创伤患者致伤原因现状。

一、定 义

脑创伤相关住院病例,定义为电子病历中主要诊断为脑创伤的住院患者。目前电子病历诊断,根据国际疾病分类第十版(ICD-10)进行编码。如何根据 ICD-10 编码识别脑创伤患者,目前尚有争议,但将颅内损伤(S06)纳入脑创伤已达成共识。因此,将脑创伤定义为 ICD-10 编码为 S06 的疾病,具体包括 S06.0、S06.1、S06.2、S06.4、S06.5、S06.6、S06.7、S06.8、S06.9。

二、分析方法学

年龄组划分为 0~4、5~14、15~24、25~34、35~44、45~54、55~64、65~74 岁和≥75 岁。根据 ICD-10-CM 外部伤害原因分类标准,将主要的伤害机制分为机动车交通意外事故、意外跌倒、意外碰撞、其他意外伤害、自伤(杀)、暴力侵犯、其他。地理区域组根据医院所在省份划分见表 3-6-0-1。

表 3-6-0-1 地理区域组根据医院所在省份划分情况

地区	医院所在省份
东北地区	辽宁、黑龙江、吉林
华北地区	北京、河北、天津、山西、内蒙古
西北地区	山西、甘肃、青海、宁夏、新疆
华东地区	江苏、上海、浙江、安徽、福建、江西、山东
华南地区	河南、湖北、湖南、广东、广西、海南
西南地区	四川、重庆、贵州、云南、西藏

分类变量用频数（构成比）表示，采用多因素 Logistic 回归分析来确定性别、年龄组和致伤原因的相关性，采用单因素 Logistic 回归分析确定地区与致伤原因的关系，通过比值比（odds ratio，OR）反映关联强度，$P<0.05$ 为差异有统计学意义。使用 SPSS 23.0 进行统计学分析。

三、结　　果

（一）脑创伤相关住院患者基本特征

2018 年，医院质量监测系统显示共有 373 602 例脑创伤患者。提取到性别、年龄、损伤机制数据完整的 253 338 例脑创伤患者。其中，45～54 岁占比最大（20.9%）。脑创伤住院人数最少的年龄组为 0～4 岁（2.6%）、5～14 岁（3.9%）和 15～24 岁（6.0%）。65 岁以上的患者占脑创伤相关住院患者的 26.5%。男性脑创伤住院人数（67.5%）高于女性（32.5%）。最常见的致伤原因是意外跌倒（49.2%），其次是机动车交通事故（21.3%）、其他意外伤害（16.9%）、意外碰撞（9.7%）、其他（2.0%）和暴力侵犯（0.9%），见表 3-6-0-2。

表 3-6-0-2　脑创伤相关住院患者基本特征 [n(%)]

项目		总体（N=253 338）	男性（N=170 893）	女性（N=82 445）
年龄组/岁	0～4	6 586（2.6）	3 893（2.3）	2 693（3.3）
	5～14	10 000（3.9）	6 503（3.8）	3 497（4.2）
	15～24	15 174（6.0）	11 175（6.5）	3 999（4.9）
	25～34	26 008（10.3）	19 051（11.2）	6 957（8.4）
	35～44	29 048（11.5）	20 688（12.1）	8 360（10.1）
	45～54	52 970（20.9）	36 758（21.5）	16 212（19.7）
	55～64	46 387（18.3）	31 395（18.4）	14 992（18.2）
	65～74	38 479（15.2）	24 790（14.5）	13 689（16.6）
	≥75	28 686（11.3）	16 640（9.7）	12 046（14.6）
致伤原因	意外跌倒	124 624（49.2）	85 013（49.8）	39 611（48.1）
	机动车交通事故	53 891（21.3）	32 154（18.8）	21 737（26.4）
	意外碰撞	24 650（9.7）	18 660（10.9）	5 990（7.3）
	其他意外伤害	42 783（16.9）	28 817（16.9）	13 966（16.9）
	自伤（杀）	0（0.0）	0（0.0）	0（0.0）
	暴力侵犯	2 256（0.9）	1 565（0.9）	691（0.8）
	其他	5 134（2.0）	4 684（2.7）	450（0.5）

（二）按性别、年龄组和地理区域划分的主要致伤原因

1. 意外跌倒

因意外跌倒而导致的脑创伤相关住院治疗更有可能发生在男性中（$OR=1.226$，$P<0.001$）。跌倒相关损伤在0~4岁（$OR=1.000$）、≥75岁（$OR=0.994$、$P=0.856$）、5~14岁（$OR=0.532$，$P<0.001$）、65~74岁（$OR=0.402$，$P<0.001$）中发生的概率更大。在地理区域方面，西南地区发生跌倒相关脑创伤住院治疗的概率最高（$OR=1.902$，$P<0.001$），而东北地区概率最低（$OR=1.000$），见表3-6-0-3。

表3-6-0-3 按性别、年龄组和地理区域划分的意外跌倒占比

项目		结果[n(%)]	P	比值比	95%置信区间
性别	女性	39 611（48.0）	—	1.000	
	男性	85 013（49.7）	<0.001	1.226	1.204~1.247
年龄组/岁	0~4	5 020（76.2）	—	1.000	
	5~14	6 333（63.3）	<0.001	0.532	0.496~0.570
	15~24	4 396（29.0）	<0.001	0.123	0.115~0.131
	25~34	7 904（30.4）	<0.001	0.132	0.124~0.140
	35~44	11 551（39.8）	<0.001	0.200	0.188~0.213
	45~54	23 600（44.6）	<0.001	0.245	0.231~0.260
	55~64	22 201（47.9）	<0.001	0.281	0.264~0.298
	65~74	21 796（56.6）	<0.001	0.402	0.379~0.427
	≥75	21 823（76.1）	0.856	0.994	0.934~1.059
地区	东北地区	7 262（40.4）	—	1.000	
	华北地区	10 314（42.8）	<0.001	1.105	1.062~1.149
	西北地区	7 048（43.7）	<0.001	1.145	1.096~1.195
	华东地区	36 657（45.7）	<0.001	1.245	1.204~1.286
	华南地区	33 017（46.1）	<0.001	1.262	1.221~1.305
	西南地区	29 865（56.3）	<0.001	1.902	1.838~1.969

2. 机动车交通事故

与男性（$OR=0.614$，$P<0.001$）相比，女性更容易发生因机动车交通事故而导致的脑创伤相关住院。15~24岁（$OR=3.868$，$P<0.001$）、55~64岁（$OR=3.247$，$P<0.001$）、25~34岁（$OR=3.161$，$P<0.001$）发生机动车交通事故相关

脑创伤的概率更大。在地理区域方面，华北地区机动车交通事故相关脑创伤概率最高（OR=1.262，P<0.001），而西北地区最低（OR=0.771，P<0.001），见表3-6-0-4。

表3-6-0-4　按性别、年龄组和地理区域划分的机动车交通事故占比

项目		结果[n(%)]	P	比值比	95%置信区间
性别	女性	21 737（26.4）	—	1.000	—
	男性	32 154（18.8）	<0.001	0.614	0.602～0.626
年龄组/岁	0～4	632（9.6）	—	1.000	—
	5～14	1 594（15.9）	<0.001	1.848	1.675～2.039
	15～24	4 157（27.4）	<0.001	3.868	3.536～4.231
	25～34	6 148（23.6）	<0.001	3.161	2.897～3.449）
	35～44	5 783（19.9）	<0.001	2.506	2.297～2.735
	45～54	11 765（22.2）	<0.001	2.856	2.624～3.108
	55～64	11 432（24.6）	<0.001	3.247	2.982～3.535
	65～74	8 787（22.8）	<0.001	2.887	2.650～3.145
	≥75	3 593（12.5）	<0.001	1.344	1.229～1.470
地区	东北地区	3 886（21.6）	—	1.000	—
	华北地区	6 220（25.8）	<0.001	1.262	1.206～1.321
	西北地区	2 828（17.5）	<0.001	0.771	0.730～0.813
	华东地区	16 775（20.9）	0.044	0.960	0.923～0.999
	华南地区	18 473（25.8）	<0.001	1.261	1.212～1.311
	西南地区	9 913（18.7）	<0.001	0.834	0.800～0.869

3. 意外碰撞

因意外碰撞而导致的脑创伤相关住院治疗更有可能发生在男性（OR=1.369，P<0.001）。意外碰撞在25～34岁（OR=12.546，P<0.001）、15～24岁（OR=10.167，P<0.001）和35～44岁（OR=9.393，P<0.001）中发生的概率更大。在地理区域方面，发生在东北地区的概率最高（OR=1.000），而华东地区的概率最低（OR=0.374，P<0.001），见表3-6-0-5。

表3-6-0-5　按性别、年龄组和地理区域划分的意外碰撞占比

项目		结果[n(%)]	P	比值比	95%置信区间
性别	女性	5 990（7.3）	—	1.000	—
	男性	18 660（10.9）	<0.001	1.369	1.327～1.412

续表

项目		结果[n(%)]	P	比值比	95%置信区间
年龄组/岁	0~4	133(2.0)	—	1.000	—
	5~14	418(4.2)	<0.001	2.080	1.707~2.535
	15~24	2 718(17.9)	<0.001	10.167	8.520~12.132
	25~34	5 510(21.2)	<0.001	12.546	10.539~14.935
	35~44	4 845(16.7)	<0.001	9.393	7.889~11.183
	45~54	6 207(11.7)	<0.001	6.256	5.258~7.444
	55~64	3 408(7.3)	<0.001	3.754	3.150~4.473
	65~74	1 102(2.9)	<0.001	1.408	1.174~1.689
	≥75	309(1.1)	<0.001	0.530	0.432~0.651
地区	东北地区	2 859(15.9)	—	1.000	—
	华北地区	3 275(13.6)	<0.001	0.832	0.788~0.879
	西北地区	2 229(13.8)	<0.001	0.848	0.798~0.900
	华东地区	5 296(6.6)	<0.001	0.374	0.357~0.393
	华南地区	7 150(10.0)	<0.001	0.587	0.560~0.615
	西南地区	5 458(10.3)	<0.001	0.607	0.578~0.637

4. 暴力侵犯

与男性($OR=0.870$,$P=0.003$)相比，女性更容易发生因暴力侵犯导致的脑创伤相关住院。各年龄组间的差异无统计学意义。在地理区域方面，发生在东北地区的概率最高($OR=1.000$)，而华北地区的概率最低($OR=0.014$,$P<0.001$)，见表3-6-0-6。

表3-6-0-6 按性别、年龄组和地理区域划分的暴力侵犯占比

项目		结果[n(%)]	P	比值比	95%置信区间
性别	女性	691(0.8)	—	1.000	—
	男性	1 565(0.9)	0.003	0.870	0.795~0.953
年龄组/岁	0~4	0(0.0)	—	1.000	—
	5~14	0(0.0)	1.000	—	—
	15~24	374(2.5)	0.972	—	—
	25~34	845(3.2)	0.971	—	—
	35~44	767(2.6)	0.972	—	—
	45~54	270(0.5)	0.974	—	—
	55~64	0(0.0)	1.000	—	—
	65~74	0(0.0)	1.000	—	—
	≥75	0(0.0)	1.000	—	—

续表

项目		结果[n(%)]	P	比值比	95% 置信区间
地区	东北地区	1 263(7.0)	—	1.000	—
	华北地区	25(0.1)	<0.001	0.014	0.009~0.020
	西北地区	427(2.6)	<0.001	0.360	0.322~0.402
	华东地区	0(0.0)	0.896	—	—
	华南地区	525(0.7)	<0.001	0.098	0.088~0.108
	西南地区	696(1.3)	<0.001	0.176	0.160~0.193

四、讨 论

我国迫切需要国家层面脑创伤的流行病学监测,据了解中国疾病控制预防中心正在开展全国脑创伤的监测方案设计。考虑到目前缺乏可靠的数据,本研究有助于了解中国目前脑创伤致伤原因的流行病学特征。

本次分析显示,男性患者所占比例大于女性患者,证实了既往研究显示的男性脑创伤相关住院率较高的结论。从患者年龄角度看,45~54 岁占脑创伤相关住院的比例最大,26.5% 的患者年龄在 65 岁及以上。与既往研究相比,显示出中国老年人群脑创伤疾病负担的加重,一项 2014—2017 年中国 22 个省份的多中心观察性研究结果显示,脑创伤住院患者中位年龄为 48 岁,65 岁以上患者占 17%。

与欧洲脑创伤研究结果相近:中位年龄 50 岁,28% 的患者大于 65 岁。美国疾病控制与预防中心的数据显示,2007—2013 年,≥75 岁的脑创伤相关住院人数和住院率显著增加。人口老龄化、老年人死亡率的降低和老年心理问题,与老年脑创伤疾病负担加重有关。

脑创伤相关住院的主要原因是意外跌倒(49.2%),其次是机动车交通事故(21.3%)。既往中国脑创伤登记研究显示,道路交通事故是最常见的原因,占脑创伤相关住院患者的 50%。此外,2001—2016 的临床研究显示,道路交通事故占急性脑创伤原因的 53.0%,跌倒占 28.6%。但随着中国道路交通事故相关脑创伤发生率的下降和跌倒相关脑创伤发生率的增加,中国脑创伤致伤原因的流行病学模式正在发生转变。

脑创伤致伤原因在性别和年龄分布上存在差异。男性更有可能发生跌倒与意外碰撞相关的脑创伤住院，而女性发生机动车交通事故和暴力侵犯相关的脑创伤住院率高于男性。儿童、14岁以下的青少年和65岁以上的老年人比其他年龄组更容易发生跌倒相关的脑创伤。与其他年龄组相比，青中年人群更容易发生意外碰撞相关的脑创伤住院。

在区域差异方面，跌倒相关的脑创伤在西南地区发生的概率较大，机动车交通事故相关的脑创伤更可能发生在华北地区，意外碰撞和暴力侵犯相关的脑创伤更大概率发生在东北地区。先前的研究也显示了类似的现象，西南地区的省份如四川和重庆，跌倒相关的脑创伤比例高于大多数城市，华北地区的省份如山西和河北，机动车交通事故相关的脑创伤比例高于大多数城市。在欧洲脑创伤研究中也发现了脑创伤原因的不同区域分布差异，机动车交通事故相关脑创伤的比例从英国的11%到比利时/荷兰/卢森堡三国的48%不等。

五、结　　论

随着人口老龄化，如同多数发达国家一样，中国老年人群脑创伤住院负担正不断加重。脑创伤致伤原因的性别、年龄和地理区域差异提示，针对不同人群，应采取差异化的伤害预防策略。

第四部分
神经重症专业医疗质量分析

神经重症（NCC）是神经科学与重症医学的交叉学科，神经重症患者是指患有神经系统疾病并存在或潜在器官功能障碍的患者，具有高死亡率和高致残率等特点。2018年随着国家神经系统疾病医疗质量控制中心的成立，神经重症质控工作终于进入正规、高速的发展阶段。2020年尽管受新型冠状病毒肺炎疫情的影响，神经重症质控工作在国家神经系统疾病医疗质量控制中心的大力支持协助下，依托HQMS数据库通过病案首页提取2016—2019年信息，对神经重症监护病房（NCU）数据进行汇总分析。NCU收治患者定义为：在神经系统疾病患者群体中，病历首页"转科科室"中含有"重症医学科"的患者。

一、神经重症监护病房收治患者总体基本情况

（一）NCU收治患者数量情况

2016—2019年HQMS数据库中NCU收治患者总量为1 373 494人次，其中2019年NCU收治患者424 373人次。NCU逐年收治患者数量呈增长趋势（表4-0-0-1）。

表4-0-0-1 2016—2019年医院质量监测系统数据库中神经重症监护病房逐年收治患者数量[n(%)]

年份	年收治患者	男性	女性	其他
2016年	280 804（20.5）	171 271（20.4）	105 438（20.4）	4 095（26.0）
2017年	313 504（22.8）	191 465（22.7）	117 356（22.8）	4 683（29.8）
2018年	354 813（25.8）	216 662（25.7）	133 008（25.8）	5 143（32.7）
2019年	424 373（30.9）	262 697（31.2）	159 874（31.0）	1 802（11.5）
合计	1 373 494（100）	842 095（61.3）	515 676（37.5）	15 723（1.1）

(二)NCU 收治患者年龄情况

2016—2019 年,NCU 收治患者平均年龄为 62 岁,其中 2019 年 NCU 收治患者平均年龄为 62.4 岁。逐年收治患者年龄见表 4-0-0-2,NCU 逐年收治患者年龄趋势变化不大。

表 4-0-0-2　2016—2019 年医院质量监测系统数据库中
神经重症监护病房逐年收治患者年龄　　　　　　　　　　单位:岁

年份	$\bar{x} \pm s$	$P_{50}(P_{25}, P_{75})$
2016 年	61.5±21.5	66.0(52.0,77.0)
2017 年	61.9±21.4	66.0(52.0,77.0)
2018 年	62.0±21.3	66.0(53.0,77.0)
2019 年	62.4±21.1	67.0(53.0,77.0)
合计	62.0±21.3	66.0(53.0,77.0)

(三)NCU 收治患者民族情况

2016—2019 年,NCU 收治少数民族患者 86 771 人次,占总收治患者数的 6.3%。2019 年 NCU 收治少数民族患者 27 706 人次,占同年患者数比例为 6.5%。NCU 收治少数民族前三位为维吾尔族、壮族及回族。逐年收治少数民族患者趋势变化不大(表 4-0-0-3)。

表 4-0-0-3　2016—2019 年医院质量监测系统数据库中神经重症监护病房
逐年收治少数民族患者数量[n(%)]

年份	汉族	维吾尔族	壮族	回族	其他
2016 年	263 713(93.9)	3 325(1.2)	2 192(0.8)	1 527(0.5)	10 047(3.6)
2017 年	293 811(93.7)	3 226(1.0)	2 598(0.8)	1 625(0.5)	12 244(3.9)
2018 年	332 532(93.7)	3 568(1.0)	3 059(0.9)	2 033(0.6)	13 621(3.8)
2019 年	396 667(93.5)	4 207(1.0)	3 558(0.8)	2 635(0.6)	17 306(4.1)
合计	1 286 723(93.7)	14 326(1.0)	11 407(0.8)	7 820(0.6)	53 218(3.9)

(四)NCU 收治患者就诊医院省份及常住省份情况

2016—2019 年,NCU 收治患者就诊医院省份及常住省份情况见图 4-0-0-1,患者就诊医院省份及常住省份前三位为四川、河南及广东。同时统计各省份患者就诊数与常住患者数之差,计算比例,反映患者异地就医流入流出情况,见图 4-0-0-2,异地就医患者输入数量,即患者去向省(市)前三位为江苏、北京及天津;患者输出数量,即患者来源省份前三位为安徽、内蒙古及河北。HQMS 统计结果回报,2016—2019 年,NCU 收治患者异地就医数量为 162 181,异地就医比例为 11.8%。

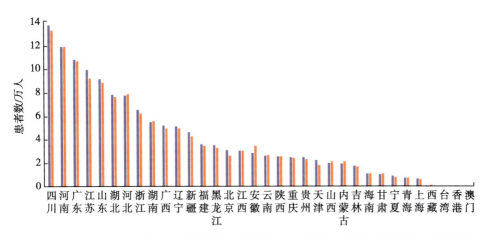

图 4-0-0-1　2016—2019 年医院质量监测系统数据库中神经重症监护病房收治患者就诊医院省份及常住省份

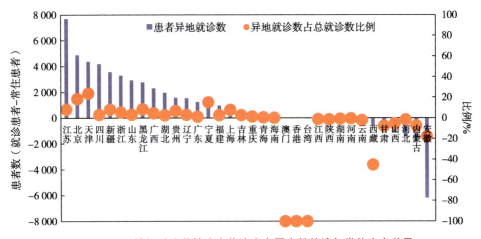

图 4-0-0-2　神经重症监护病房收治患者同省份就诊与常住患者差异

(五) NCU 收治患者费用情况

2016—2019 年,NCU 收治患者平均总费用为 56 301.4 元,其中平均自付金额 16 853.1 元,平均自付金额占平均住院费用比例为 29.9%。患者费用逐年情况见图 4-0-0-3,自付金额比例逐年变化不大。

第四部分 神经重症专业医疗质量分析

另外,合并统计实验室、影像学及临床诊断项目费(简称诊断费),合并统计检查、治疗及手术一次性医用材料费(简称材料费),合并统计一般医疗服务及治疗操作费,合并统计血制品、蛋白类、凝血因子及细胞因子费,合并统计中成药及中草药费。患者住院费用构成情况见表4-0-0-4,住院费用构成比见图4-0-0-4,花费前三位为:①西药费,②实验室、影像学及临床诊断项目费,③检查、治疗及手术一次性医用材料费。

表4-0-0-4 2016—2019年医院质量监测系统数据库中神经重症监护病房收治患者住院费用构成情况 单位:元

费用类别	2016年	2017年	2018年	2019年	合计
西药费	17 774.4	16 549.3	15 382.7	17 040.2	16 649.3
实验室、影像学及临床诊断项目费	9 494.3	10 175.2	10 917.7	12 213.8	10 854.9
检查、治疗及手术一次性医用材料费	7 844.7	8 728.0	9 247.2	10 571.4	9 262.9
一般医疗服务及治疗操作费	6 735.4	7 135.9	7 684.4	8 021.4	7 469.5
抗菌药物费	3 129.8	3 027.5	2 944.2	3 339.6	3 123.6
护理费	2 071.6	2 441.8	2 753.4	2 865.3	2 578.3
手术治疗费	1 351.3	1 637.0	1 906.0	2 280.1	1 846.2
血制品、蛋白类、凝血因子及细胞因子费	1 121.7	1 182.5	1 170.4	1 378.0	1 226.3
中成药及中草药费	827.0	747.0	658.1	619.6	701.2
康复费	234.9	268.2	336.1	403.3	320.9
平均住院总费用	52 650.5	54 210.3	55 431.1	60 989.7	56 301.4

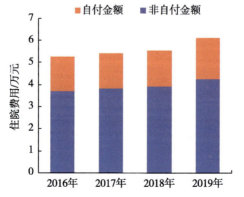

图4-0-0-3 2016—2019年医院质量监测系统数据库中神经重症监护病房收治患者住院费用及自付金额

第四部分 神经重症专业医疗质量分析

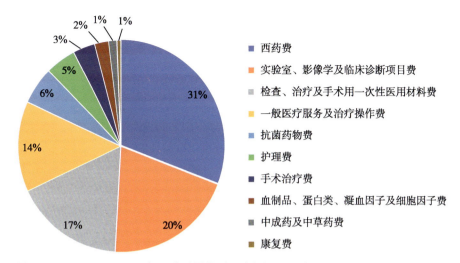

图 4-0-0-4　2016—2019 年医院质量监测系统数据库中神经重症监护病房收治患者住院费用构成（图例按降序排列）

（六）NCU 收治患者医疗保险情况

2016—2019 年，NCU 收治患者医疗保险情况见图 4-0-0-5，前三位支付类型为本市城镇职工基本医疗保险、全自费及本市城乡居民基本医疗保险。

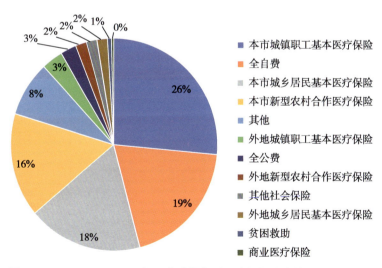

图 4-0-0-5　2016—2019 年医院质量监测系统数据库中神经重症监护病房收治患者医疗保险情况构成（图例按降序排列）

（七）NCU 收治患者转归情况

2016—2019 年，NCU 收治患者平均实际住院时长为 16.6 天，逐年变化趋势

135

第四部分 神经重症专业医疗质量分析

不大,计划31天重返总计患者数为1 254 670,占总收治患者的91.3%。NCU收治患者离院方式见表4-0-0-5,综合统计四年死亡患者尸检率为0.6%。

表4-0-0-5 2016—2019年医院质量监测系统数据库中神经重症监护病房收治患者离院方式情况[n(%)]

离院方式	2016年	2017年	2018年	2019年	合计
医嘱离院	154 643(55.1)	173 208(55.2)	200 734(56.6)	235 563(55.5)	764 148(55.6)
医嘱转院	5 539(2.0)	6 659(2.1)	8 015(2.2)	13 033(3.1)	33 246(2.4)
非医嘱离院	67 260(23.9)	77 482(24.7)	86 139(24.3)	107 857(25.4)	338 738(24.7)
死亡	34 283(12.2)	37 192(11.9)	39 978(11.3)	48 104(11.3)	159 557(11.6)
其他	19 079(6.8)	18 963(6.1)	19 947(5.6)	19 816(4.7)	77 805(5.7)

(八)NCU有创操作情况

NCU常见有创操作包括气管内插管、深静脉穿刺、机械通气、气管切开及连续性肾脏替代治疗。2016—2019年,NCU有创操作情况见图4-0-0-6,各类有创操作数量呈逐年上升趋势。2019年,NCU进行气管内插管75 989例,深静脉穿刺70 176例,机械通气56 492例,气管切开20 908例,连续性肾脏替代治疗7 384例。

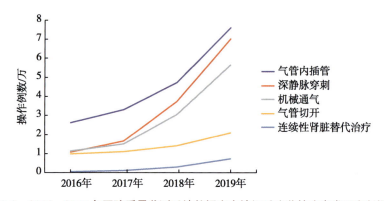

图4-0-0-6 2016—2019年医院质量监测系统数据库中神经重症监护病房常见有创操作情况

二、神经重症监护病房收治患者单病种特点

(一)NCU收治患者主要诊断情况

2016—2019年,NCU收治患者主要诊断情况(前20位)见表4-0-0-6,主要

诊断前三位为脑出血、脑梗死及颅脑损伤。

表 4-0-0-6　2016—2019 年医院质量监测系统数据库中神经重症监护病房收治患者主要诊断情况表（前 20 位）

排序	ICD-10 编码	诊断名称	收治患者数[n(%)]
1	I61	脑出血	220 390(16.0)
2	I63	脑梗死	174 682(12.7)
3	S06	颅脑损伤	70 150(5.1)
4	J18	肺炎,病原体未特指	63 807(4.6)
5	J98	其他呼吸性疾病	51 109(3.7)
6	J44	其他慢性阻塞性肺疾病	49 319(3.6)
7	I60	蛛网膜下出血	49 181(3.6)
8	G93	脑的其他疾病	35 511(2.6)
9	I21	急性心肌梗死	30 761(2.2)
10	I25	慢性缺血性心脏病	24 125(1.8)
11	J15	细菌性肺炎,不可归类在他处者	22 136(1.6)
12	I67	其他脑血管病	19 046(1.4)
13	G45	短暂性大脑缺血性发作和相关的综合征	18 963(1.4)
14	G40	癫痫	18 821(1.4)
15	J96	呼吸衰竭,不可归类在他处者	18 603(1.4)
16	A41	其他脓毒症	18 596(1.4)
17	I46	心脏停搏	14 224(1.0)
18	I20	心绞痛	14 016(1.0)
19	E11	2 型糖尿病	13 763(1.0)
20	I62	其他非创伤性颅内出血	13 695(1.0)

注：ICD-10，国际疾病分类第十版。

（二）NCU 收治的单病种患者数量

NCU 常见且具有专科特点的疾病包括脑出血、脑梗死、颅脑损伤及蛛网膜下腔出血。统计以上四种诊断为主要诊断，2016—2019 年，NCU 收治患者数量见表 4-0-0-7 及图 4-0-0-7，四类疾病诊断数量分别呈逐年上升趋势，脑出血在 2019 年上升幅度最大。

另外，统计蛛网膜下腔出血八类亚型情况，见表 4-0-0-8。2016—2019 年，八类亚型诊断数量分别呈逐年上升趋势。

第四部分　神经重症专业医疗质量分析

表 4-0-0-7　2016—2019 年医院质量监测系统数据库中神经重症监护病房收治四大诊断患者数量[n(%)]

年份	脑出血	脑梗死	颅脑损伤	蛛网膜下腔出血
2016 年	48 177(17.2)	35 222(12.5)	15 135(5.4)	10 052(3.6)
2017 年	52 155(16.6)	40 348(12.9)	16 231(5.2)	11 282(3.6)
2018 年	55 796(15.7)	45 968(13.0)	17 862(5.0)	12 721(3.6)
2019 年	64 262(15.1)	53 144(12.5)	20 922(4.9)	15 126(3.6)
合计	220 390(16.0)	174 682(12.7)	70 150(5.1)	49 181(3.6)

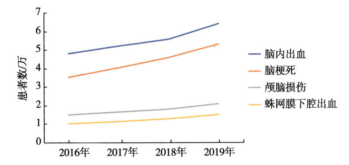

图 4-0-0-7　2016—2019 年医院质量监测系统数据库中神经重症监护病房收治四大诊断患者数量

表 4-0-0-8　2016—2019 年医院质量监测系统数据库中神经重症监护病房收治蛛网膜下腔出血八类亚型患者数量[n(%)]

ICD-10 编码	主要诊断名称	2016 年	2017 年	2018 年	2019 年	合计
I60.0	颈内动脉虹吸段及分颈动脉分叉处	191(0.1)	276(0.1)	411(0.1)	599(0.1)	1 477(0.1)
I60.1	脑动脉中部	502(0.2)	661(0.2)	904(0.3)	1 232(0.3)	3 299(0.2)
I60.2	前交通动脉	948(0.3)	1 225(0.4)	1 608(0.5)	2 067(0.5)	5 848(0.4)
I60.3	后交通动脉	715(0.2)	936(0.3)	1 245(0.3)	1 431(0.3)	4 327(0.3)
I60.4	基底动脉	110(0.0)	97(0.0)	170(0.0)	273(0.1)	650(0.0)
I60.5	脊椎动脉	35(0.0)	55(0.0)	88(0.0)	176(0.0)	354(0.0)
I60.6	颅内其他动脉（涉及多处颅内动脉的）	69(0.0)	108(0.0)	216(0.1)	330(0.1)	723(0.1)
I60.7	未明确的颅内动脉（浆果动脉瘤破裂先天性蛛网膜下出血）	684(0.2)	985(0.3)	1 123(0.3)	1 609(0.4)	4 401(0.3)

注：ICD-10，国际疾病分类第十版。

(三) NCU 收治患者基本情况

2016—2018 年,NCU 收治前四位诊断患者性别及年龄情况见表 4-0-0-9。蛛网膜下腔出血女性比例较多,颅脑损伤女性比例较少;脑梗死平均年龄范围较大,颅脑损伤平均年龄范围较小。

表 4-0-0-9　2016—2018 年医院质量监测系统数据库中神经重症监护病房收治前四位诊断患者性别及年龄情况

ICD-10 编码	主要诊断名称	患者数	女性患者比例/%	平均年龄范围/岁
I61	脑出血	156 128	34.9	60.3～60.6
I63	脑梗死	121 538	39.4	68.7～69.0
S06	颅脑损伤	49 228	24.6	50.2～52.7
I60	蛛网膜下腔出血	34 055	57.7	59.1～59.8

注:ICD-10,国际疾病分类第十版。

2016—2019 年,NCU 收治前四位疾病诊断患者其他情况见表 4-0-0-10。颅脑损伤平均住院时长较长,时长为 21.9 天,并且总尸检率较高,尸检率 1.8%,另外颅脑损伤自付金额较多,平均自付金额 31 324.9 元。蛛网膜下腔出血住院总费用较多,平均住院总费用 78 095.5 元。

表 4-0-0-10　2016—2019 年医院质量监测系统数据库中神经重症监护病房收治前四位诊断患者其他情况

项目	总体	脑出血	脑梗死	颅脑损伤	蛛网膜下腔出血
患者数[n(%)]	1 373 494 (100)	220 390 (16.0)	174 682 (12.7)	70 150 (5.1)	49 181 (3.6)
年龄/岁①	62.0±21.3	60.6±14.3	68.8±13.0	52.3±20.4	59.7±14.3
异地就诊[n(%)]	162 181 (11.8)	27 003 (12.3)	18 900 (10.8)	9 282 (13.2)	5 979 (12.2)
实际住院时长/天①	16.6±30.9	16.5±28.1	13.9±23.6	21.9±41.4	13.4±20.1
31 天重返计划[n(%)]	1 254 670 (91.3)	205 570 (93.3)	162 164 (92.8)	65 006 (92.7)	46 351 (94.2)
死亡患者尸检[n(%)]	8 616 (0.6)	667 (0.3)	504 (0.3)	1 238 (1.8)	189 (0.4)
住院总费用/元①	56 301.4± 86 558.5	54 754.6± 71 869.5	43 696.6± 65 563.2	72 595.0± 90 434.7	78 095.5± 89 430.1
自付金额/元①	16 853.1± 48 550.4	15 716.4± 36 648.5	11 582.0± 31 121.5	31 324.9± 64 875.0	24 618.3± 50 851.6

①数据为均数±标准差。

第四部分 神经重症专业医疗质量分析

2016—2019 年,NCU 收治前四位诊断患者有创操作情况见表 4-0-0-11。脑出血气管内插管和气管切开比例较高,分别为 15.6% 和 8.4%,且高于 NCU 收治患者总体比例。颅脑损伤深静脉穿刺和气管切开比例较高,分别为 11.1% 和 8.8%,且高于 NCU 收治患者总体比例。蛛网膜下腔出血患者机械通气比例较高,为 10.2%,且高于 NCU 收治患者总体比例。四类疾病连续性肾脏替代治疗比例均低于 NCU 收治患者总体比例。

表 4-0-0-11　2016—2019 年医院质量监测系统数据库中神经重症监护病房收治前四位诊断患者有创操作情况 [$n(\%)$]

操作项目	总体	脑出血	脑梗死	颅脑损伤	蛛网膜下腔出血
机械通气	113 260(8.2)	19 632(8.9)	10 223(5.9)	6 453(9.2)	5 034(10.2)
深静脉穿刺	135 067(9.8)	20 191(9.2)	13 505(7.7)	7 811(11.1)	4 754(9.7)
气管内插管	182 322(13.3)	34 342(15.6)	21 758(12.5)	10 402(14.8)	7 024(14.3)
气管切开	55 770(4.1)	18 485(8.4)	5 947(3.4)	6 177(8.8)	2 744(5.6)
连续性肾脏替代治疗	11 910(0.9)	919(0.4)	455(0.3)	264(0.4)	133(0.3)

第五部分
神经介入专业医疗质量分析

2019年中国城市和农村居民的脑血管病死亡率分别为129.41/10万和158.63/10万，脑血管病是我国居民的第三位死亡原因。根据2017年全球疾病负担研究，1990—2017年卒中造成的过早死亡损失寿命年（year of life lost，YLL）增加了14.6%，卒中由造成YLL的第三位原因跃升为第一位；卒中造成的全年龄组伤残调整生命年（disability-adjusted life year，DALY）的绝对数和百分率也呈持续增长趋势，2017年卒中为造成全年龄组DALY的首位原因。卒中的患病率为1 596.0/10万，年龄标化后的卒中患病率为1 114.8/10万，年发病率为246.8/10万。急性缺血性卒中占所有卒中的81.9%，其中35%～40%是由大血管闭塞所致。据估计，2020年中国每10万人口中仅有2.8人接受急性缺血性卒中血管内治疗，手术数量远远低于大血管闭塞卒中的发生率，因此需要进一步增加急性缺血性卒中血管内治疗手术数量，同时急性缺血性卒中血管内治疗医疗质量的提升也刻不容缓。

一、基于国家医疗质量管理与控制信息网数据库的急性缺血性卒中血管内治疗数据现状分析

2019年NCIS数据库中开展急性缺血性卒中血管内治疗的467家医院相关医疗资源配置情况：神经介入编制床位数共11 956张，平均每家医院28张，中位数15张；神经介入实际开放床位数共13 524张，平均每家医院31张，中位数17张；神经介入数字减影血管造影（DSA）机器数量共894台，平均每家医院2台，中位数2台。能够独立完成神经介入手术的医生共2 414位，平均每家医院5位，中位数4位；神经介入手术护士共3 047位，平均每家医院7位，中位数4位；神经介入专业技师共2 560位，平均每家医院6位，中位数4位。

开展急性缺血性卒中血管内治疗的 467 家医院 2019 年共收治发病 24 小时内脑梗死患者 291 060 人次,平均每家医院 623 人次,中位数 315 人次;共完成急性缺血性卒中血管内治疗手术 19 780 台,平均每家医院 42 台,中位数 21 台。发病 24 小时内脑梗死患者血管内治疗率为 6.80%。

二、基于医院质量监测系统数据库的急性缺血性卒中血管内治疗医疗质量安全情况分析

2016—2019 年 HQMS 数据库分析显示,收治脑梗死患者数量缓慢增长(图 5-0-0-1),同期脑梗死患者血管内治疗数量迅速增长(图 5-0-0-2),脑梗死患者血管内治疗率也逐年迅速增长(图 5-0-0-3)。2019 年 HQMS 数据库中收治脑梗死患者 2 862 520 人次,完成血管内治疗手术 17 246 台,脑梗死患者血管内治疗率为 0.60%。为上文所述同期 NCIS 数据库中开展急性缺血性卒中血管内治疗的 467 家医院发病 24 小时内脑梗死患者血管内治疗率的 9%,说明需要进一步加强急性缺血性卒中血管内治疗技术的推广和普及。

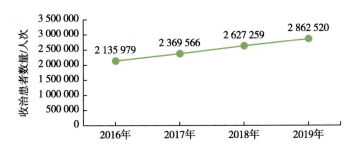

图 5-0-0-1 2016—2019 年医院质量监测系统数据库中全国三级公立医院收治脑梗死患者数量

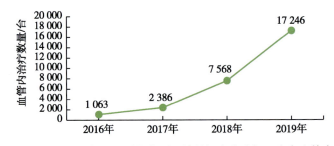

图 5-0-0-2 2016—2019 年医院质量监测系统数据库中脑梗死患者血管内治疗数量

第五部分 神经介入专业医疗质量分析

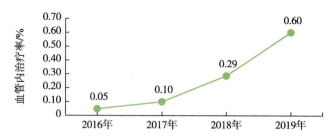

图 5-0-0-3 2016—2019 年医院质量监测系统数据库中脑梗死患者血管内治疗率

HQMS 数据库中分省数据显示区域间脑梗死患者血管内治疗开展不均衡（表 5-0-0-1），但所有省份在 2016—2019 年脑梗死患者血管内治疗数量均迅速增长（图 5-0-0-4），脑梗死患者血管内治疗率也在逐年迅速增长（图 5-0-0-5）。

表 5-0-0-1 2019 年医院质量监测系统数据库中各省份三级公立医院脑梗死患者血管内治疗数量及治疗率

省份	血管内治疗数量	血管内治疗率/%
安徽	530	0.010
北京	541	0.010
福建	729	0.020
甘肃	59	0.002
广东	2 341	0.010
广西	867	0.010
贵州	185	0.010
海南	150	0.003
河北	763	0.004
河南	1 203	0.010
黑龙江	211	0.001
湖北	683	0.010
湖南	414	0.004
吉林	569	0.010
江苏	1 007	0.010
江西	610	0.010
辽宁	328	0.001
内蒙古	113	0.002
宁夏	33	0.002
青海	26	0.005
山东	1 410	0.010
山西	217	0.040

第五部分 神经介入专业医疗质量分析

续表

省份	血管内治疗数量	血管内治疗率 /%
陕西	254	0.004
上海	173	0.010
四川	1 031	0.010
天津	352	0.010
西藏	1	0.004
新疆	152	0.004
云南	203	0.010
浙江	1 913	0.020
重庆	178	0.010

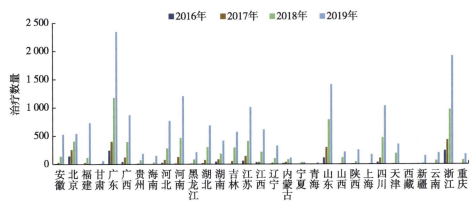

图 5-0-0-4　2016—2019 年医院质量监测系统数据库中各省份三级公立医院脑梗死患者血管内治疗数量

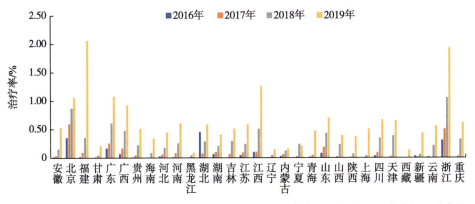

图 5-0-0-5　2016—2019 年医院质量监测系统数据库中各省份三级公立医院脑梗死患者血管内治疗率

第五部分 神经介入专业医疗质量分析

HQMS 数据库分析显示 2019 年 17 246 例脑梗死血管内治疗患者平均年龄 65.0±12.6 岁，中位数 66.0 岁（P_{25}，P_{75}：56.0，74.0）；汉族为主（94.9%），男性居多（63%），绝大多数已婚（90.8%）。患者入院途径见图 5-0-0-6，72% 的患者由急诊入院。住院时长平均 16.0±17.3 天，中位数 13.0 天（P_{25}，P_{75}：7.0，19.0）。住院费用平均 115 594.0±57 533.1 元，中位数 104 378.4 元（P_{25}，P_{75}：81 672.5，134 984.5）。患者出院方式见图 5-0-0-7，其中死亡/非医嘱离院率高达 20.7%。提示急性缺血性卒中血管内治疗的医疗质量亟待加强。

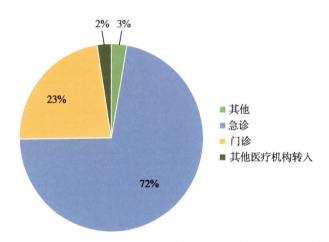

图 5-0-0-6　2019 年医院质量监测系统数据库中脑梗死血管内治疗患者的入院途径

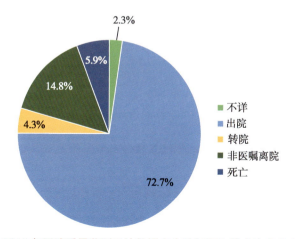

图 5-0-0-7　2019 年医院质量监测系统数据库中脑梗死血管内治疗患者的出院方式

145

三、急性缺血性卒中血管内治疗医疗质量安全目标

急性缺血性卒中血管内治疗医疗质量提升需要行政部门、行业组织、医疗机构和医务人员密切合作、共同推进。国家卫生健康委员会将"提高急性脑梗死再灌注治疗率"列为2021年国家医疗质量安全改进目标。各级卫生健康行政部门要将年度目标作为重要抓手融入医疗质量安全管理工作,采取多种形式开展培训、交流和宣贯,引导医疗机构围绕年度目标全面提高医疗质量安全管理意识,完善医疗质量安全管理组织架构和工作体系,做好急性缺血性卒中血管内治疗医疗质量安全持续改进工作。

各级各专业质控组织要将国家医疗质量安全目标改进工作作为核心工作任务,国家神经系统疾病医疗质量控制中心将与各级质控中心通力协作,为急性缺血性卒中血管内治疗医疗质量提升提供技术支撑。质控中心将通过卒中中心建设、规范化培训、医疗质量数据收集分析和反馈、质控调研考核认证、质控国际合作、宣传和经验交流等,实现急性缺血性卒中血管内治疗医疗质量安全持续改进。

医疗机构承担急性缺血性卒中血管内治疗医疗质量管理工作的主体责任,建立专门工作小组或技术团队,具体负责组织实施和持续改进工作。积极创新工作机制和方式方法,注重破除原有管理模式的部门、学科壁垒和工作障碍,提倡多部门、多学科有效协同,制定符合本机构实际的管理组织架构、相关制度、工作机制和实施路径。尤其是要注重建立质量提升改进工作的调度和激励约束机制,充分调动相关管理人员和医务人员积极性。

1. 医疗机构建立由急诊科、神经内科、神经外科、影像、检验、护理等相关部门组成的技术团队,并指定牵头部门。

2. 医疗机构制订符合本机构实际的急性脑梗死患者急救方案及标准化操作流程,进行院内规范化培训。保障医务人员随时到位,保障药品、设备、设施处于可用状态。

3. 不具备再灌注治疗能力的医疗机构,要建立本机构急性脑梗死患者急救转诊方案及流程,尽可能完成"一小时急救圈"内转诊。

4. 医疗机构建立急性缺血性卒中血管内治疗的监测及评价机制,明确相关

质控指标数据采集方法与数据内部验证程序,按季度进行本机构数据分析、反馈,建立激励约束机制。

5. 运用质量管理工具,查找、分析影响本机构实现该目标的因素,提出改进措施并落实。

国家神经系统疾病医疗质量控制中心启动急性脑梗死再灌注治疗质量改进国家行动,将"提高急性脑梗死再灌注治疗率"作为专项核心工作内容,目标为提高急性脑梗死再灌注治疗率,持续改进医疗服务质量,规范血管内治疗操作。内容包括"三大"行动、"十大"策略。

行动一:针对公众,开展脑梗死识别及再灌注治疗医学常识普及教育的爱脑行动。

1. "爱脑"科普材料、抖音短视频、微视频、国家质控中心公众号宣传、其他新媒体手段宣传。

2. 与中国卒中学会"红手环"志愿者合作,持续开展"爱脑"行动一对一、社区行、进万家活动。

行动二:针对院前急救团队(120/999),开展院前迅速响应、及时转运并提前通知的迅驰行动。

3. 各级质控中心与卒中学会急救分会、120/999组织紧密合作,划定城市精细化"一小时急救圈"。

4. 编写培训教材,各级质控中心、中国卒中学会等学术团体组织120/999开展针对"迅驰"行动的专业系统培训。

5. 应用院前 - 院内一体化APP,可完成FAST、FAST-ED等评分并提前向转诊医院发出通知。

行动三:针对院内急救团队,开展院内快速反应、缩短流程并提升救治的匠心行动。

6. 建立一整套院内再灌注治疗改进工具包,包括符合院情科学合理的急救方案及工作流程、带有清晰时间标识且规划合理的路径表、职责清晰分工明确的团队设置及随时可及的联系方式等。

7. 建立逻辑清晰、结构完整的培训体系。①建立区域培训和示范中心:在现有基础上分批次建立。②开展系统培训:管理学方法培训;培训导师的培训,导师认证。③分层级的专业技术培训：开展持续而广泛的基于"国家质控中心 - 省级质控中心 - 各地质控医院"分层级培训，授予培训合格证书。

8. 针对性开展提高患者及家属接受再灌注治疗的教育，编写相关患教教材、录制视频等，增加依从性、缩短知情同意时间。

9. 基于信息监测和反馈系统，通过"改进医院周报""省级质控中心和卫生健康委月报""国家质控中心和卫生健康委月报"等形式建立合理高效的"改进医院 - 省级质控中心 - 国家质控中心"信息反馈和改进机制。

10. 建立针对不同层级医疗机构和团体的激励机制。